心とからだを
元気にする養生の知恵

女性力を高める
薬膳ごはん

マイナビ

はじめに

鳥海明子

20代から30代をひたすら、ときに男性以上にバリバリと仕事をこなし、
40代に入って体を壊して会社や仕事を辞める人がここ数年、私の周りでも増えてきました。

倒れるまではいかなくても、外食がちで、慢性的に貧血気味だったり、ホルモンバランスの
崩れからくる婦人科系の病気や自律神経失調症、はたまた妊娠しづらいことで悩んでいたり……
という人は、さらに多いのではないでしょうか。

かくいう私も、大学卒業後、出版業界でかれこれ10年ほどの歳月を過ごし、
気がつけば食生活もだんだんと乱れていくように……。

その間、体を心配してくれた周りの大人からの
「仕事も大事だけれど、健康にも気をつけないと！」という言葉にも
「健康健康と言われても、働かないと生活していけないんだし。一体どうすればいいの？」
と内心毒づきながらの日々を重ねた結果、30手前で体調を崩し、ついには入院することに。

でも、このとき体を壊してみてわかったことは、自分にとって大切な人と、
毎日の食事を当たり前においしい！ と感じながら過ごせることに勝る幸せって、
案外少ないのかも？ という、とてもシンプルな答えでした。

それからは、人間の体や心に一気に興味が湧いてきて、

漢方相談薬局や助産院で働いたり自宅で薬膳料理教室をするなかで
「働くこと＝生活を犠牲にしても当たり前」ではなく、働くことで、周りも自分も元気になり、
ますます生活が楽しくなる方法をずっと探してきたように思います。

仕事と生活の二捨択一ではなく、両者をもう少し柔軟に行き来して、
女性としての役割を活かせる生き方って、できないものか？

そんなことを模索する日々のなかで、中医師の邱紅梅先生と出会い、
「女性力」という言葉を知り、この度、先生の監修のもと本書をつくらせて頂く運びとなりました。

女性の生き方は、結婚をするかしないか、出産をするかしないか？
はたまた仕事を続けるか続けないか……いくつもの選択肢のなかで、
さまざまなグラデーションを見せて変化していきます。

けれど、どんな状況のなかにあっても、知っておいて損はない、
食を中心とした養生の知恵を本書ではご紹介しています。

女の人が元気でないと世の中は潤いをなくし、
とても殺伐とした味気のないものになってしまう気がします。

そんなの、まったくつまらない！

この本が、少しでも仕事に家事に育児にと頑張る女性たちの
お役に立つものになれば幸いです。

目次

すべての女性に必要なのは「女性力」を高める養生の知恵

中医師・邱紅梅

中医学では、女性は7年ごとに体質が変わっていくと考えます。21歳で女性として成熟のときを迎え、35歳を境にあとはなだらかな下り坂となります。つまり、35歳から老化が始まるわけです。この下り坂の曲線を少しでもゆるやかにしたいと望む女性たちに私がサポートしているのは、漢方薬で血と精を整えること。精とは、〝精力〟という言葉もありますが、中医学で性ホルモンの働きをつかさどる腎に直接関わってくるもので、卵巣力や子宮力に影響します。血とは、血の流れと、血の量の両方の意味をさします。子宮や卵巣に充分に栄養を送ることや、子宮にふかふかのベッドをつくることに影響し、妊娠できるかどうかは、この血の働きで差がついてきます。

精と血を機械にたとえるなら、精は機械本体で、血は潤滑油。機械に問題がなくても、錆びついていたらうまくいきません。このように、中医学では、血や精を補い、血の流れをよくすること。これが卵巣や子宮を元気に若々しく保って、女性力を上げていく要となります。また、女性力を高めることは、何も妊娠することだけが目的ではありません。女性が生まれながらにもっている「女性性」が活きるようになると、自然と女性ホルモンのバランスも整い、婦人科系のさまざまな不調も改善。体の衰えもゆるやかになるので、更年期を楽に過ごせたり、いつまでも若々しくいられたりと、女性にとってはいいこと尽くし。女性力を高めることは、女性が強く、美しく、健やかに生きることにつながるのです。

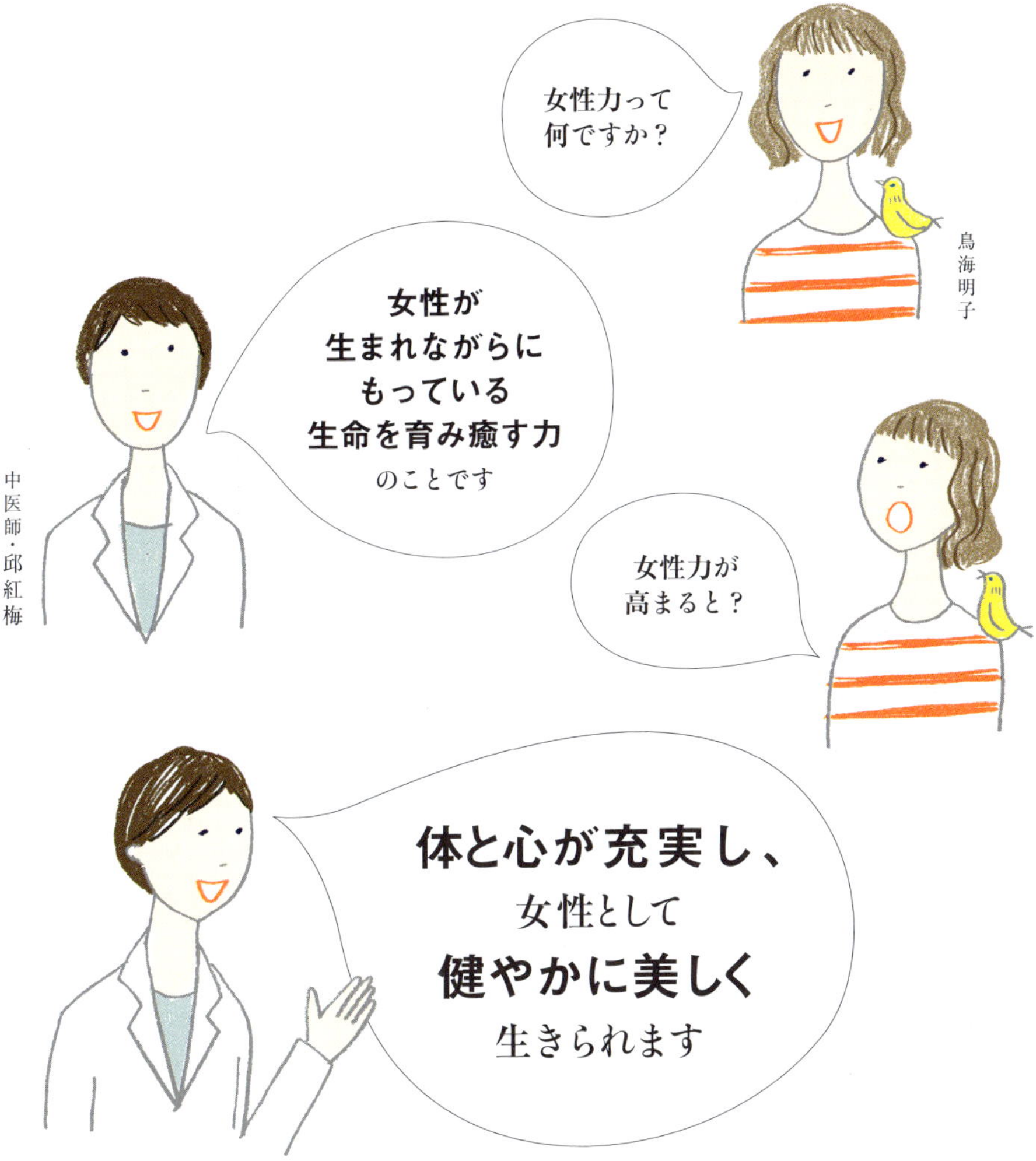
女性力って
何ですか？
鳥海明子
女性が
生まれながらに
もっている
生命を育み癒す力
のことです
中医師・邱紅梅
女性力が
高まると？
体と心が充実し、
女性として
健やかに美しく
生きられます

女性力を高めるキーワード

［腎＝腎精］

腎は身体年齢、若さをつかさどる。子宮や卵巣が正常に機能するためには腎の充実が必須。妊娠し、育て、肥立ちにも使われるパワーの源。

［血］

全身に栄養を運び潤す役割を果たし、この血が不足したり巡りが悪いと、女性は生理痛や生理不順、不妊などのトラブルが起きやすい。

［気］

人間の体を動かす目には見えないエネルギー。元気のもとであり、気の量が充分にありきちんと巡っていることが、女性力のカギになる。現代女性は気不足や気滞の傾向が強い。

女性力を高めるには腎精・気・血が充分にあり気と血の巡りがよいことが重要

女性力に欠かせない腎の力を落とす要素が、現代にはたくさんあります。それは、ずばり疲労。漢方では「気虚《ききょ》」といい、文字通り、元気の気が不足している状態のこと。体力と気力が足りないパワー不足の状態では、当然、腎の働きも弱まり、老化のスピードを早めてしまいます。

また、ストレスも腎の働きに大きく影響します。中医学では「気滞《きたい》」もしくは「気うつ」ともいい、肉体的な疲労以上に現代女性に多く見られます。ストレスがたまっていると、せっかく気の量があっても、それを巡らせることができずに停滞してしまい、さまざまなトラブル症状が出ます。妊娠を望む女性によくあるのは、頑張っても結果が出ないこと自体がストレスになり、やがて気うつがどんどん深刻になり、さらに妊娠が遠のいた、という本末転倒なケース。女性力を高めるには精と気血の充実に加え、気と血が巡っていることが肝心なのです。

女性力を上げる養生法として、中医学では医食同源の考えがあり、食事は不可欠な存在です。不妊治療でも、食事は重要な位置づけになります。バランスよく食べるのはもちろんですが、自分の体質を知り、それに合わせて食べることも重要。自分がストレスタイプか、老化タイプか、疲労タイプか、血流が悪いタイプか、などを知っておけば、メニューを選ぶときも、「主菜で精を補い、副菜は血流にいいものにしよう」など、食事選びも変わっていくはず。こうした食養生の考えが、現代女性のみなさんに身に付けば、女性の人生はより豊かなものになるでしょう。

精と腎を補うことで
卵巣力アップ

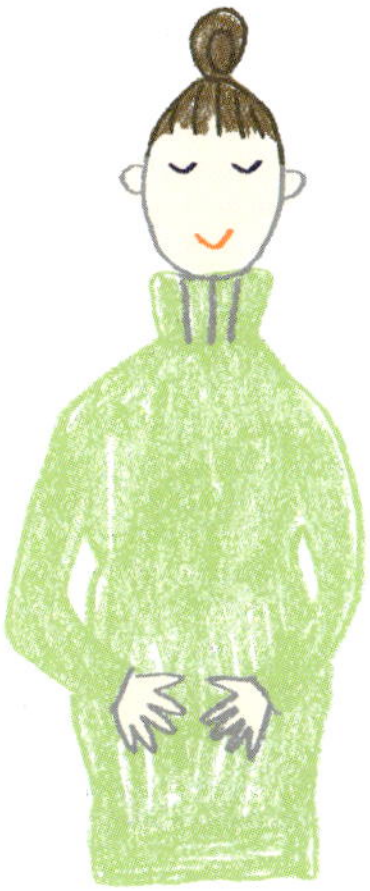

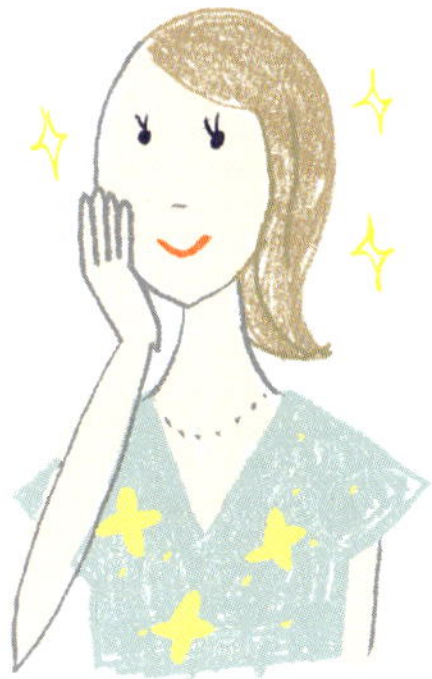

＝アンチエイジング
＝妊娠力もアップ

血 → 育てる力、産後の肥立ちなど
すべてにつながる

＊血は年齢に関係なくよい状態にすることができる

気、血の巡りは機械でいう潤滑油。
機械（精）がよくても、巡りがよくないと、
体は錆びる

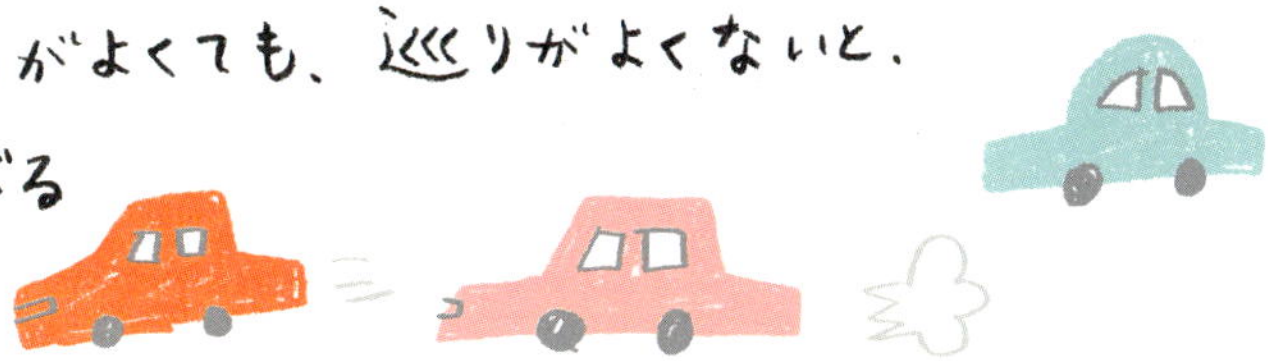

女性力のポイントは補腎
そして気虚・血虚・気滞・瘀血の改善

まずは自分の体の傾向を知る

体質チェックテスト

日々の自分の体調に照らし合わせ、答えてみて下さい。
P.12からのタイプ別解説も要チェック!

A

- □慢性的な肩こりがある
- □クマやくすみ、そばかす、シミが気になる
- □生理痛が重く、月経血にレバー状の塊が出ることがある
- □冷えに敏感である
- □日焼けや傷跡がなかなか消えない
- □乳腺症、子宮筋腫、内膜症などしこりができやすい、あるいは婦人科系の手術経験がある
- □卵子に問題がなくてもなかなか着床しない、反復流産・稽留流産しやすい

B

- □イライラしやすい
- □仕事が忙しい、もしくは仕事場か家庭がストレスの多い環境だ
- □生理前になると、時に怒りっぽくなったり、憂うつになったりする
- □生理周期が不安定
- □ストレスで食欲がなくなる、もしくは暴飲暴食になる
- □不妊治療をしていて、それが1年以上だ
- □基礎体温を計る、薬を飲む、通院など、必要と思うことは生真面目にやるほうだ

C

- □乾燥肌で小ジワが気になる
- □髪にツヤがなく枝毛になりやすい
- □爪が薄くて折れやすい
- □貧血になりやすく、めまいを起こしやすい
- □経血の量が少なくなり、生理の周期が長くなりやすい
- □強迫観念におちいったり、不安になりやすい。妊娠や不妊治療に関する情報に振り回され、自己否定的（マイナス思考）になりやすい
- □不妊治療が長く、排卵誘発剤などの薬を長期使用している

D

- □疲れやすく、持久力がない。病気になると長引き、なかなか治らない
- □胃腸が弱い、胃下垂気味
- □下痢、軟便傾向がある、あるいは便意をなかなかもよおさない
- □夏に弱く、夏バテになりやすい
- □基礎体温の高温期が短い。全体的に体温が低い
- □生理前後は足がむくんで靴がきつくなる
- □切迫流産や子宮頸管長短による早産になりやすい

E

- □生理の日数が以前に比べて半分くらいに減った
- □生理の周期が極端に短かったり、長かったりする、あるいはときどき月経が飛ぶ（無月経）
- □生理痛があったのに、最近なくなった
- □40代に入った
- □ささいなことも面倒くさく感じる
- □抜け毛、白髪が増えた
- □病院で、卵の質が悪い、卵巣年齢が高い、卵が小さい、卵の成長が遅い、などと言われた

一番多い項目があなたのおもなタイプです。次ページのタイプ別解説で詳しく見てみましょう。ただし、タイプは１つだけでなく、いろいろなタイプを併せ持つのが普通です。次にチェックが多かったタイプや、気になるチェック項目があるタイプの解説にも目を通すといいでしょう。

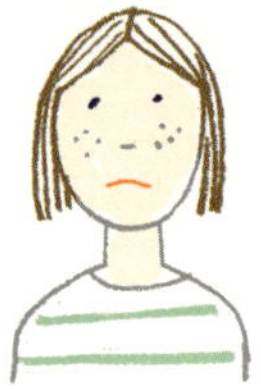

⇓Aが多かった人

血が滞った

瘀血【おけつ】タイプ

働く現代女性に多いタイプ。放っておくと妊娠しづらくなることも。

仕事でずっと座りっぱなしで動かない現代女性などに多い、血の流れが悪いタイプのこと。原因として冷え、ストレス、過労があり、また交通事故や大きな外傷、手術の経験（帝王切開など）自体が原因のことも。肩こりや生理痛、便秘など、一般的な症状が慢性的にあるので見過ごしがちですが、不妊・不育症などとも関係してくるのであなどれません。

＝おもな特徴＝

・肌のくすみ、そばかす、シミが出やすい
・日焼け、傷跡がなかなか消えない
・青あざができやすい
・慢性的に頭痛、肩こりがある
・睡眠が浅い傾向がある
・目の下にクマができやすい

◆舌の特徴
・紫色っぽく、赤黒くくすんだ色
・紫色っぽい斑点がある
・舌の裏側の静脈が紫色で浮き上がっている

◆なりやすいトラブル
・関節痛（肩、膝、腰など）、神経痛
・静脈瘤になりやすい
・知覚障害（指先がしびれる、感覚が鈍くなる）
・閉経後、生活習慣病になりやすい
・末端冷え症になりやすい
・卵管癒着、子宮内膜症などの癒着、卵巣腫瘍、子宮筋腫、子宮ポリープになりやすい
・強い頭痛（ズキンズキンと響き、チクチク刺すような、しぼられるような痛み）
・後頭部、首、肩がこり、違和感が背中までおよぶ
・ポリープやイボなど、余分な組織を増殖させる傾向がある
・不妊症、着床障害、不育症になりやすい
・習慣性の便秘になりやすい

＝生理の特徴＝

◆生理中・前後の特徴
・生理痛がきつい
・生理前にお腹が張ったり、下腹部がぽっこり出て、ウエストがきつくなる
・便秘になりやすい
・生理がくるかな？と思ってもなかなかこない場合が多い
・不正出血の傾向がある
・生理が始まると痛くなる。出血の多いときには特に痛みがひどい

◆経血の状態
・くすんだ赤黒い色。粘りがある
・レバー状の塊が出る
・量は多め。1日目は少なく、2〜3日目から急に多くなる

◆日数
生理日数は長め。7日以上だらだらと続き、すっきり終わらない

◆生理周期
不安定で遅れがち、もしくは以前より長くなりがち

食養生

薬味やスパイス、赤色の食材を積極的にとる

・しょうが、にんにく、にんにくの芽、らっきょうなど、血の巡りをよくするものを積極的にとる。ローズティーやシナモンティー、紅花茶や紅茶もおすすめ

・油っこいものや肉の脂身などは控え、青背の魚や野菜中心の食事に。生野菜よりは温野菜を

・冷たい飲み物や食べ物はNG

◆おすすめ食材

【穀物、豆類】小豆、黒豆

【魚介類】鮭、いわし、さば、こはだ、あじ、さんま

【野菜】なす、玉ねぎ、ニラ、ねぎ、にんにく、にんにくの芽、らっきょう、しょうが、唐辛子、ピーマン、チンゲン菜、小松菜

【果物】桃、さくらんぼ、メロン

【調味料やスパイス】酢、黒砂糖、少量の酒（日本酒、紹興酒、赤ワインなど）、フェンネル、カレー粉

【健康茶】ウコン茶、ローズティー、シナモンティー、紅花茶、梅茶、田七人参茶

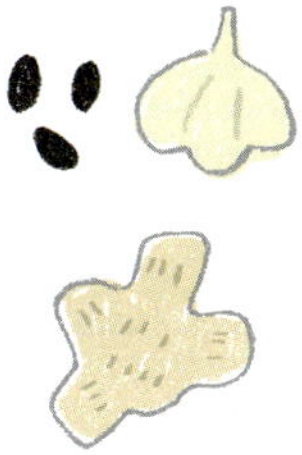

生活習慣／運動

適度な運動で血行をよくすることを心がけましょう。生理痛が強い、下半身の冷えが気になる人は、骨盤の血行をよくするため、バレエのように足を上げたり、大股のウォーキングがおすすめ。顔色が悪く、肩こりの気になる人は、上半身の血行をよくする手の上げ下げ運動がいいでしょう。手のひらを下に向け、腕を伸ばして上に上げ、下に下げるを10回以上繰り返します。

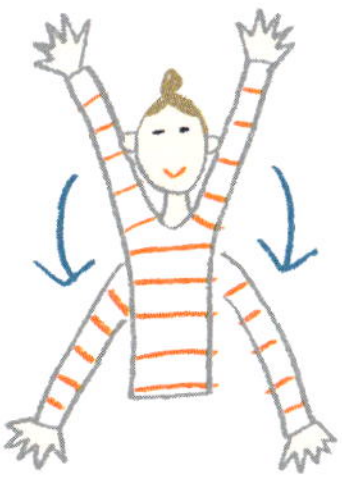

ツボ

「血海（けっかい）」を指で押す↓

ひざがしらの内側の縁から、指2本分上がったところにあるツボ。両手の親指で押して刺激します。血の流れをよくする働きがあります。

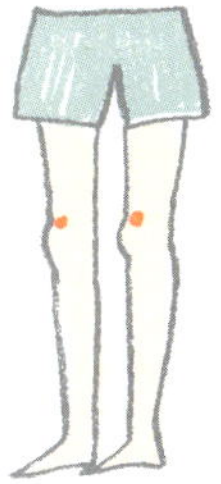

産みたい人へのアドバイス

このタイプは、骨盤内の血流が悪いせいで、卵巣が本来の働きを発揮できず、着床しにくい傾向があります。また、着床しても、早期流産しやすいので早めの瘀血対策が必要。瘀血の三大原因（冷え・ストレス・過労）のなかでも、冷えは大敵なので、冷たい物のとりすぎには注意を。また、長時間座りっぱなしでいると、骨盤内の血流が滞るので、1〜2時間おきに立ったり、足を伸ばしたりして、ストレッチするなどを心がけて。

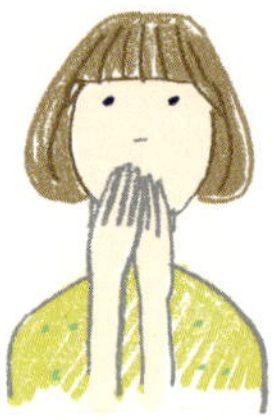

⇓Bが多かった人

ストレス過多の
気滞【きたい】タイプ

ため込んだり、抱え込みがちな日本人女性に多いタイプ。

いわゆるストレスタイプで、働く女性であれば多かれ少なかれ当てはまる。ほかのタイプと併せ持っている人も多い。マイナス思考や、精神的ストレス、また不規則な生活が気滞を招く一番の原因。ＰＭＳなど生理前の精神不安定が深刻な人が多く、ストレス発散が下手な人や、頑張りすぎてため込みがちな性格の人がおちいりやすい。精神面が原因の不妊症や、更年期が大変になる前にきちんと養生する必要がある。

＝おもな特徴＝

・情緒不安定、気分屋
・食べ物の好き嫌いが激しい
・なかなか寝付けず、いろいろ考え始めてハイになる。いったん眠れば深い睡眠
・不妊うつや産後うつ、育児自信喪失になりやすい
・母乳が出にくい
・頻尿か少尿のどちらか
・便が不安定で、便秘と下痢を繰り返す
・肩や首がこる
・今まで使っていた化粧品が急にあわなくなりアレルギーが出る
・ある時期は脂性肌、ある時期は乾燥肌（精神的な状態に影響）

◆舌の特徴
下の先に赤いツブツブが出やすい

◆なりやすいトラブル
・自律神経失調症、神経症、心身症、うつ病になりやすい
・拒食症、過食症の傾向がある

＝生理の特徴＝

◆生理中・前後の特徴
・生理前は精神不安定／怒りっぽい／うつうつと落ち込む
・生理前に顔や指などがむくむ／不眠になる
・過食気味または食欲不振になる
・生理前後でガスが出る／食べなくてもゲップが出る／お腹が張る／普段の便秘がさらに強くなる／普段から軟便気味の人は下痢になる
・肌荒れ、ニキビになりやすい
・生理前にお腹が張って痛い
・生理が始まると楽になる

◆経血の状態
色はごく普通の赤色で、量も普通。1日目は少なく、2〜3日目から多くなる

◆日数
ごく一般的で、4〜5日

◆生理周期
早まったり遅れたりと規則性がなく、いつくるか見当がつかない。更年期に近づくと特にサイクルが乱れやすい

＝食養生＝

香りや匂いのある食材、酸味のあるものをとり入れて

・しそや三つ葉、クレソン、春菊などの香味野菜がおすすめ。また、ペパーミントやローズマリー、タイムなどのハーブも上手に利用して。料理だけでなく、お茶にして香りを楽しんだり、お風呂に入れてもいい

・みかんやゆずなどの柑橘類も積極的に摂取を

・梅や酢、甘酸っぱい果物やお茶もおすすめ

◆おすすめ食材

【魚介類】牡蛎、あさり、しじみ、いか、たこ

【野菜】みょうが、三つ葉、春菊、パセリ、セロリ、しそ、ニラ、ねぎ、小松菜、菊花、かいわれ大根、大根、かぶ、香菜

【果物】みかん、グレープフルーツ、ゆず、キンカン、レモン、梅、さんざし

【スパイス】しょうが、八角、フェンネル

【健康茶】ジャスミンティー、ミントティー、カモミールティー、アールグレー、フレーバーティー

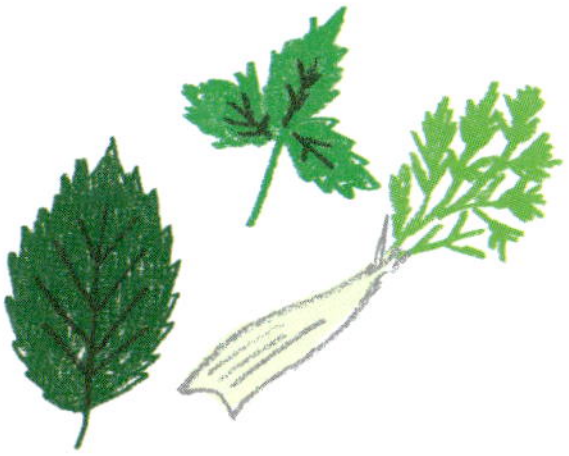

＝生活習慣／運動＝

ストレスがあると気の流れが悪くなるので、普段から呼吸法でリラックスを促しましょう。できるだけ深く息を吸い込み、ゆっくり吐き出します。体の側面を伸ばすストレッチも◎。また、好きな人と出かけたり、おしゃべりをしたり、歌を思い切り歌ったり、旅行に行くなどでストレス発散を心がけて。絵を描く、楽器を弾くなど、好きなことに集中するのも良策。香りを使ってリラックスするのもおすすめです。

＝ツボ＝

「膻中（だんちゅう）」をなでおろす→左右の乳首を結ぶラインの真ん中、胸の中央にあるツボ。親指以外の3本指でなでおろすようにすることで気が整い、リラックスできます。

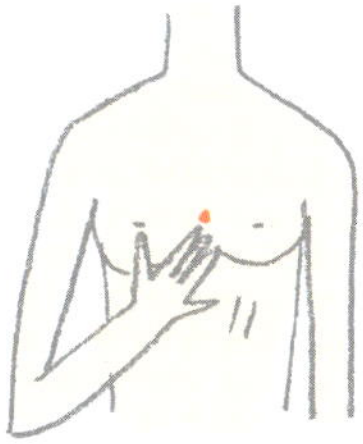

産みたい人へのアドバイス

気と血が充分あること、そしてその巡りがよいことが妊娠力を上げるポイント。このタイプの人はストレスに弱いうえにその発散も不得手なので、1日のストレスはその日のうちに解消するよう心がけて。また、生真面目に基礎体温をつけたり、妊娠のタイミングをあわせたり、足繁く通院すること自体がストレスになりがち。心当たりのある人はきっぱりやめて、いったん頭が妊娠から離れる環境をつくってみて。

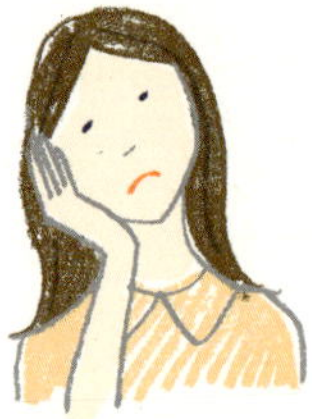

⇓ⓒが多かった人

血が足りない

血虚【けっきょ】タイプ

多忙な女性は要注意。目や脳の酷使、夜更かしが大敵！

文字通り血が足りないタイプで、普段の顔色も悪く、肌や髪や爪などもパサつきがち。月経の量が多いことや不正出血が一因で、過去の流産や中絶の経験、長期の排卵誘発剤などの服用が原因の場合も。また、夜更かしや目の酷使も血虚につながるので、働く現代女性は特に注意が必要。また、妊娠・出産・授乳の際に精血を使って、このタイプになる場合もある。充分な睡眠と造血作用のある食養生などが、症状をやわらげるカギに。

＝おもな特徴＝

・乾燥肌、敏感肌(小ジワが目立つ、アトピー体質)
・顔色が悪い
・髪の毛が抜け毛、切れ毛になりやすい
・爪が薄い、縦のスジがある
・控えめな性格で不安になりやすい
・強迫観念、漠然とした不安におそわれる傾向がある
・食欲はあるが小食
・寝付きはよいが浅い睡眠で、夢を見やすい。目覚めやすい
・便秘で、コロコロした便が出る
・妊娠しにくい
・胎児の発育が遅い、新生児の体重も少ない

◆舌の特徴
・あまり赤みがない。厚みがなく、薄くてぺたんこ

◆なりやすいトラブル
・皮膚疾患、アトピー性皮膚炎
・若いのに無月経になりやすい
・母乳分泌不足
・稽留流産
・不安神経症
・貧血

＝生理の特徴＝

◆生理中・前後の特徴
・生理前・生理中は精神不安定でうつうつと落ち込む
・生理中に不眠になる
・生理中に肌荒れ、ニキビになりやすい
・生理中にめまいを起こしやすい

◆経血の状態
色はピンク色っぽい薄い赤色で、形状は水っぽくサラサラしている／量は少なめ(以前より少なくなってきた)

◆日数
生理日数は短めで3～4日／もしくはもともと5～7日あったものが徐々に短くなってきた

◆生理周期
生理周期は極端に遅れて、40日以上のこともしばしば／1カ月以上こないこともある

＝食養生＝

濃い色・赤色の食材がおすすめ。
特に赤身の肉類は◎

・肉の赤身や卵、レバーで血液補充を
・生理中はつとめて血を補う食事を心がけて。なつめ、レーズン、プルーン、ブルーベリー、いちじくなどのドライフルーツや、ピーナッツ、アーモンドなどのナッツ類、クコの実などを意識的にとり入れて。あるいは黒ごま、黒豆、ひじきなどの黒いものや、トマトやにんじんなどの赤いものも造血効果があり、おすすめ

◆おすすめ食材
【穀物】黒豆、黒米、黒ごま
【乳製品】牛乳
【肉類】烏骨鶏、動物のレバー、豚肉など赤身の肉
【魚介類】カツオ、あなご、たこ、いか、太刀魚、うなぎ、どじょう
【野菜】ひじき、ほうれんそう、にんじん、金針菜
【ドライフルーツ】プルーン、レーズン、ざくろ、ブルーベリー、いちじく
【健康茶】なつめ茶、クコ茶

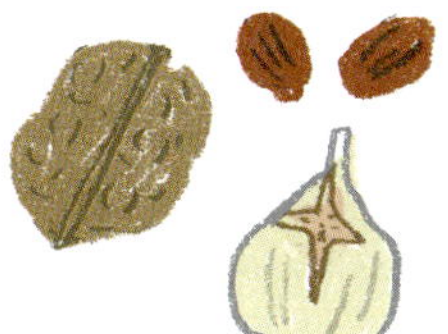

＝生活習慣／運動＝

生理中から生理後にかけての1週間ほどは、出血による消耗が激しいので、睡眠をしっかりとって、いつも以上に血を補う食事を心がけます。また、脳を使うことが血を消耗させるので、この時期はあまり頭を使いすぎず、夜遅くまで仕事や勉強をしないように。

＝ツボ＝

「三陰交（さんいんこう）」を手でもむ、軽く押す→足の内くるぶしから、指4本分上がった、骨の際にあるツボ。ここを軽く刺激すると血を補い、血行もよくなります。

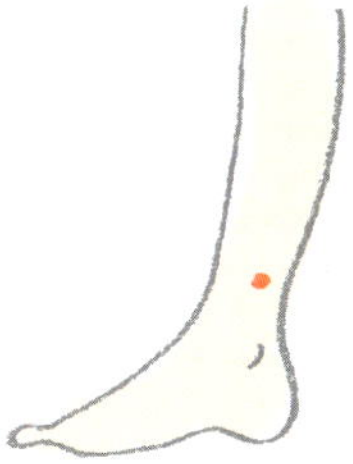

産みたい人へのアドバイス

すでに前述したように、卵子をつくる、子宮の中で赤ちゃんを育てるといった妊娠のあらゆる過程において血は不可欠。また、出産後も、授乳期間は特に血を消耗するもの。妊娠前から産後にかけては、夜は12時前にはしっかり寝て、血を充分につくれる体を整えて。また、目の使いすぎは血を消耗するので、パソコンや携帯、DVDなどを遅くまで見るのもNG。

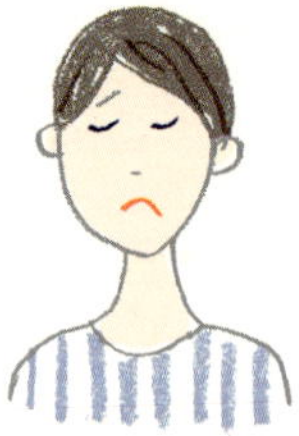

⇓Dが多かった人

気が足りない 気虚【ききょ】タイプ

疲れやすく、パワーも不足気味。ダイエットや栄養不足が原因のことも。

文字通り、元気の気が少ない、疲れやすいタイプ。もともと持続力があまりなく、やる気が出るのに時間がかかることも。そこにさらに日々の過労、睡眠不足が重なると気虚は悪化しやすい。現代人にありがちな朝食抜きやダイエットも、気虚の原因になるので注意が必要。胃腸が弱く、風邪などを引きやすい特徴もあり、季節の変わり目などは特にケアが大切に。無理をせず、過度なストレスをためないのがこのタイプの養生法。

＝おもな特徴＝

・疲れやすく持続力がない
・病気になると長引き、なかなか治らない
・胃腸が弱い、胃下垂気味
・暑くもないのに汗がだらだら出る
・新陳代謝が悪く、運動をしても汗をかかない
・下痢、軟便
・便意のない便秘
・下半身が太り気味
・顔色は白っぽいか黄色っぽい
・顔がたるみやすい
・朝食が食べられない
・ちょっとでも食べすぎると胃がもたれる

◆舌の特徴
分厚く、幅も大きく、口からあふれ出そう。舌の両端に歯形が残る。

◆なりやすいトラブル
・風邪や膀胱炎などの感染性疾患
・アレルギー性疾患（花粉症、アトピー性皮膚炎、ぜんそく）
・黄体機能不全
・不妊症
・切迫流産
・子宮頸管長短（早産しやすい）
・胃腸障害
・中高年以降、頻尿気味、失禁しやすい

＝生理の特徴＝

◆生理中・前後の特徴
・生理中に疲れやすく横になりたいと思う
・生理中に食欲がなくなる

◆経血の状態
薄い赤色で、形状は水っぽくサラっとしている。量は少ないか多いかの両極端。気虚がひどくなるとピンク色の血が多量に出る

◆日数
4～5日

◆生理周期
だんだん短くなる傾向にある／血虚を併せ持つ場合は遅れがち

食養生

豆類、きのこ類、雑穀類、植物性の発酵食品が◎。朝食は必ずバランスよくとること

・補気の食材である雑穀類や豆類、いも類をとり入れる

・味噌汁の具にじゃがいもやさつまいもを使うのもよい

・気を効果的に補う食べ物はきのこ類もおすすめ。まいたけ、しいたけ、しめじなどのきのこを入れた炊き込みごはん、リゾット、きのこスパゲティなどは主食も一緒に食べられおすすめ。また、味噌汁の具にえのきだけやなめこなどを使うのも◎

◆おすすめ食材

【穀類・豆類】ひえ、きび、あわ、もち米、うるち米、はとむぎ、大麦、小麦、そば、とうもろこし、大豆、大豆製品、空豆、枝豆

【肉類】牛肉、鶏肉、豚肉、羊肉、かも肉

【魚介類】うなぎ、鮭、えび、まぐろ、いか、ホタテ

【野菜】まいたけ、しいたけ、にんじん、山いも、じゃがいも、里いも、さつまいも、さやいんげん、かぼちゃ、キャベツ、ブロッコリー

【果物】なつめ、さくらんぼ、桃、ぶどう

【健康茶】麦茶、ほうじ茶、そば茶、はとむぎ茶

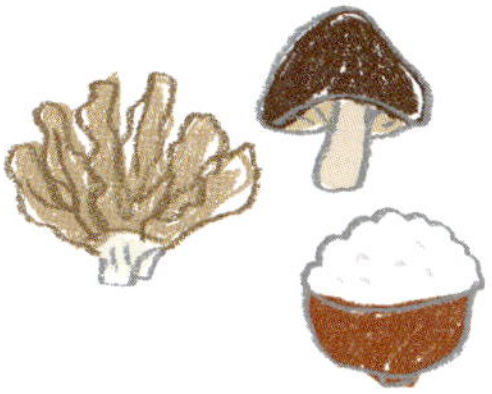

生活習慣／運動

1日のエネルギーを補うため、朝食を食べることが第一。朝食には穀物、いも類、豆類などの主食をとり入れ、できれば米にあわ、ひえ、きび、麦などの雑穀を加えて食べるとより補気作用は高まります。忙しい人はドライフルーツとナッツが一緒になったシリアルなどを利用して。また、激しい瞬発的な運動は向かないので、無理は禁物。歩く、気功をするなど、スローな動きの運動が向いています。

ツボ

「足三里（あしさんり）」をもむ、シャワーをあてる→足のすねの外側、ひざ関節から指3本分下がった、筋肉の一番盛り上がったところにあるツボ。消化吸収や新陳代謝を高め、気を充実させます。

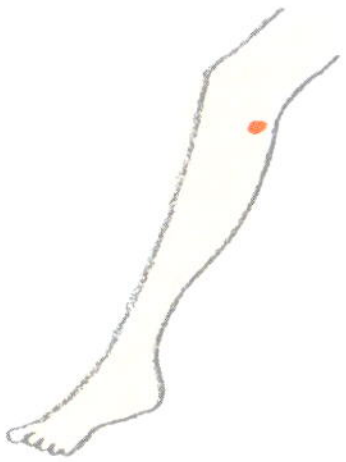

産みたい人へのアドバイス

基礎体温が全体的に低めで、特に高温の上昇が悪く、期間も短いのがこのタイプの特徴。妊娠するタイミングを逃しやすいうえ、妊娠しても初期に切迫流産しやすい。また、妊娠中期に子宮頸管が短くなって、早産しやすい傾向が。出産時は産むまでに時間がかかって余計に疲れてしまいがち。授乳時も、乳管の押し出す力が弱い場合もある。とにかく気虚の人は無理をしないこと。激しい運動、無理な計画は避け、精神疲労をためないようにして。睡眠は、7、8時間はとること。妊娠がゴールではないので、授乳が終わるまでしっかり養生を心がけて。

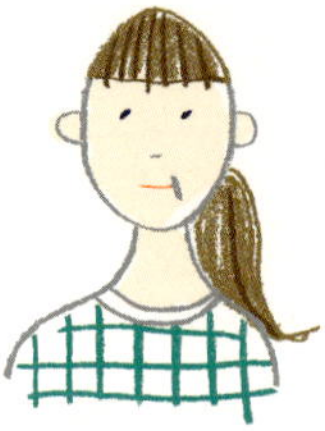

⇓Eが多かった人

若さが足りない
腎虚【じんきょ】タイプ

妊娠・女性力に最も必要な腎精が不足している人。

35歳を過ぎれば遅かれ早かれなるタイプですが、老化が通常以上に早く進んでしまい、月経周期が以前にくらべて早まる、経血自体が少なくなるなどが代表的な症状。髪がやせたり、足腰が弱ってくるのも腎虚のサイン。体の潤いやツヤ、生殖機能などにも直接影響のある腎が不足していると、妊娠力の低下にもつながるので早めの対策を。ホルモン剤の長期・大量使用や、塩分、食品添加物の大量摂取が原因でもあるので、特に働く女性などは、忙しいからと外食ばかりしてると、早々に腎精不足が起こることに。また、運動不足も原因のひとつなので、エクササイズなども心がけて。

おもな特徴

- 基礎体温のリズムが極端にアップダウンしたり、低温期が長くなったり短くなったりする（10日以下）
- 排卵していない月がある
- 肌が乾燥しやすい
- 抜け毛、白髪が増え、髪のコシが弱い
- 足腰がだるい、長く立っていると腰痛になる
- 夜間頻尿、もしくは尿が出づらい
- 性欲が落ちた
- 視力が低下した
- 耳鳴り、めまいがする
- 歯茎が下がり、歯が長く見える

◆舌の特徴
- ひび割れたような感じ
- 舌が縮んだようなシワがある

◆なりやすいトラブル
- 月経不順（月経が早まったり、だらだら長引いたりする）
- 無排卵や無月経
- 卵子の質が悪くなる
- 早発閉経
- 加齢による不妊
- 受精しづらい
- 更年期が早まる、もしくは更年期障害が激しい

生理の特徴

◆生理中・前後の特徴
- 生理前からすでにだるい、生理がくると疲れてしまう
- 生理中は使いものにならない
- 以前は生理痛があったのに、なくなってきている

◆経血の状態
色は薄く、形状はサラサラしすぎるかネバネバしすぎるか。量は少なめ

◆日数
極端に短いか、経血量が多くもなく一定なままだらだら長く続く／もともと5日ほどの人が2〜3日くらいに短くなる

◆生理周期
極端に短いか、生理が1〜2カ月ない、など予測しづらい

食養生

黒い色の食べ物、ネバネバのもの、木の実、海のものを中心に

・ネバネバした根昆布、山いも、オクラなどが強い味方に
・黒ごま、黒豆、黒きくらげ、ひじき、なまこなどの黒い色のものも腎をサポート
・レーズン、くるみ、栗などをおやつにするのもおすすめ。
・えびや牡蛎、ホタテなどの貝類も補腎の食べ物

◆おすすめ食材
【穀類・豆類】もち米、黒豆
【肉類】鹿肉、うずらの卵
【魚介類】えび、牡蛎、なまこ、あわび、はまぐり、あさり、ホタテ
【野菜】根昆布、納豆、オクラ、黒きくらげ、ひじき、黒ごま、ニラ、山いも、長いも、ブロッコリー、カリフラワー
【果物】くるみ、栗、松の実
【健康茶】杜仲茶、クコ茶、シナモンティー、黒豆茶

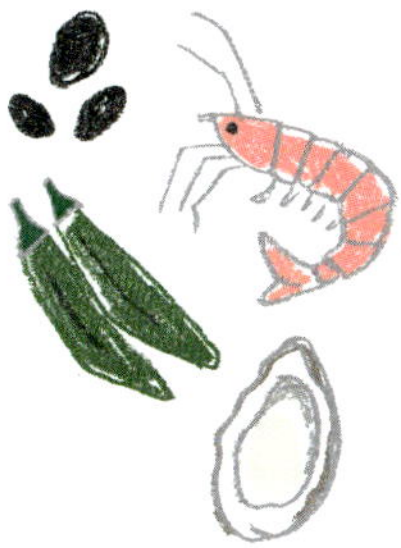

生活習慣／運動

このタイプは下半身の運動が不可欠。腰、お尻、太ももを動かすような運動を中心にエクササイズの習慣をつけましょう。足を上げて太ももの内側を伸ばしたり、ベリーダンスや日本舞踊のような習い事もおすすめ。かかとのないダイエットサンダルも腎虚の人には活用してほしいアイテム。

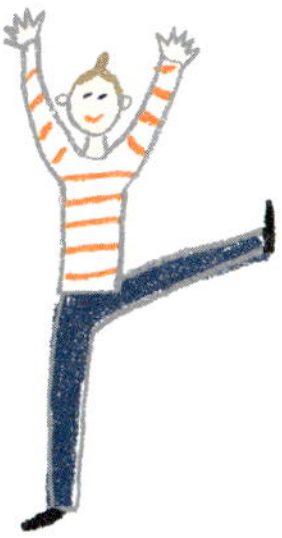

ツボ

「湧泉（ゆうせん）」を中心に足裏全体と、かかと周りをもむ→足の裏、曲げるとへこむあたりの真ん中にあるツボが湧泉。ここを中心に、かかとの真ん中や、かかとの横など広い範囲をマッサージして。

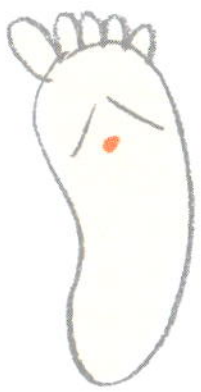

産みたい人へのアドバイス

このタイプは根を詰めて物事にあたることが苦手なので、仕事や家事などは分散してやるべき。徹夜の集中作業や、週末にまとめて大量の用事を済ますなどの無理をすると、体力の戻りも悪くなります。また、心のパワーも落ち気味で、ストレスにも弱いので、できるだけ煩わしいことは多く引き受けないほうがベター。35歳を過ぎれば誰もがこのタイプになる可能性がありますが、年をとることをストレスに思わず、地道に養生をすれば、1～2年はかかりますが、必ず腎虚タイプから立ち直れるので、諦めずに養生を続けましょう。

PART1
春夏秋冬
薬膳献立

中医学では、「天人合一《てんじんごういっ》」といって、自然と人間は切っても切れない関係だ、という考え方があります。人は周りの環境の変化に、適応しながら生きていくものなのです。春、梅雨、夏、秋、冬という日本特有の季節の変化に対応しながら、旬のものをとり入れ、日々の体と心のコンディションを整える——。
それは薬膳の、はじめの一歩です。

【 レシピの決まり 】
・材料の分量は、小さじ1=5ml、大さじ1=15ml、1カップ=200mlです。
・バターは有塩バターを使用しています。
・オーブンは電気オーブンを使用しています。
焼き時間は熱源や機種により多少差が出ますので様子を見ながら加減してください。

春

SPRING

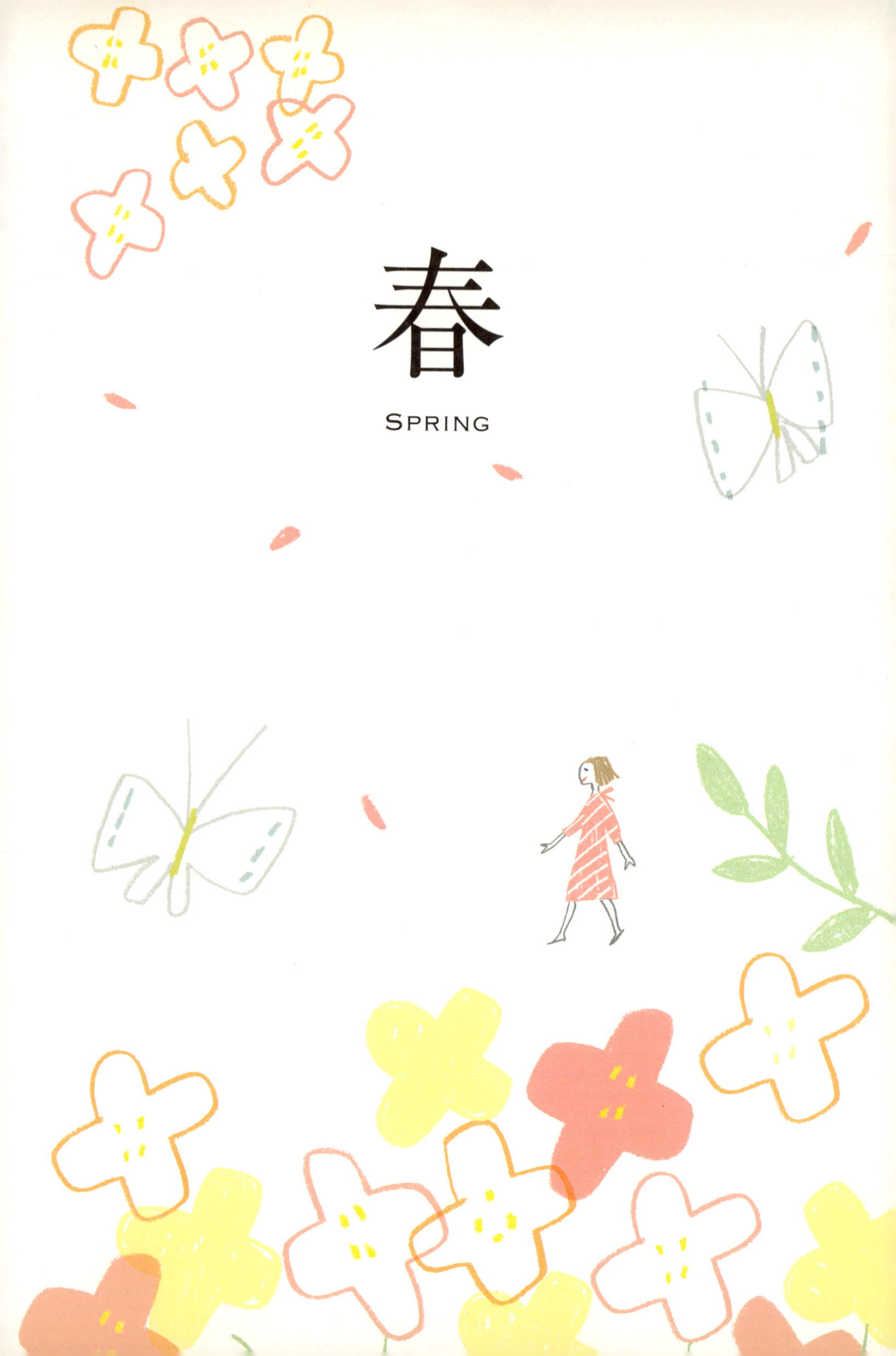

冬にたまった老廃物が外に出て不安定。補気・補血を心がけて

春は目覚めの季節。冬の間、寒さで縮こまっていた私たちの体も、春の訪れとともにのびのびと動きだし新陳代謝も高まります。春になると、ほろ苦い味のする山菜や春野菜が自然と恋しくなるのは、冬の間に体内にため込んだ老廃物を解毒し、外へ出そうとする体からのサイン。

また、中医学では春は情緒不安定になりやすい季節と考えられています。春は五臓の「肝《かん》」と関わりが深く、肝は、血液を貯蔵し調整する役目のほか、自律神経をつかさどり感情と密接なつながりがあります。春に肝の働きがオーバーヒートすると、肝に収まるべき血が陽気とともに上昇して、のぼせやめまい、気持ちの高ぶりによる不眠、頭痛、イライラ、目の充血などの症状が出やすくなります。また、肝の働きが過剰になると、脾《ひ》（胃腸消化器系）の働きが弱まり、体がだるい、疲れやすいといったトラブルを招きます。そこで春の薬膳では、肝を安定させる血を補う食材や、ストレスを解消させる気の巡りをよくする食材をとること。そして、脾の働きを高める食材をとり入れて、消化吸収力をアップさせることがポイントになります。

春にとり入れたい食材

ふきのとう、たらの芽、菜の花などほろ苦い春野菜は老廃物の排出効果が。やる気が出ないときはさやえんどうや大豆などの豆類や、あわやきびなどの雑穀がおすすめ。また、ミントやしそなど、香りを使って停滞した気の巡りをよくするのも得策。

邱先生の〈春〉の女性力UP養生法

春は、動物もそうですが、女性が本来自然に妊娠しやすい時期と考えます。暑すぎず寒すぎず気候もよいので、妊娠をお考えの方はより意識するといい季節です。ただ、春は年度の境目にあたり多忙だったり、新しい環境になったりとストレスも多め。そのため、まずはストレスをためず、解消につとめることが肝心です。また、体調的には冬にたまった老廃物が出てくる時期なので、肌荒れや、ホルモンバランスの崩れが起きやすいときでもあります。デトックスを促す食事やリラックスできるマッサージなどを行なったり、香りのよいものをとり入れ気を巡らせたり、ストレッチなどのエクササイズをとり入れたりして、冬の間にため込んだものをスムーズに排出させましょう。

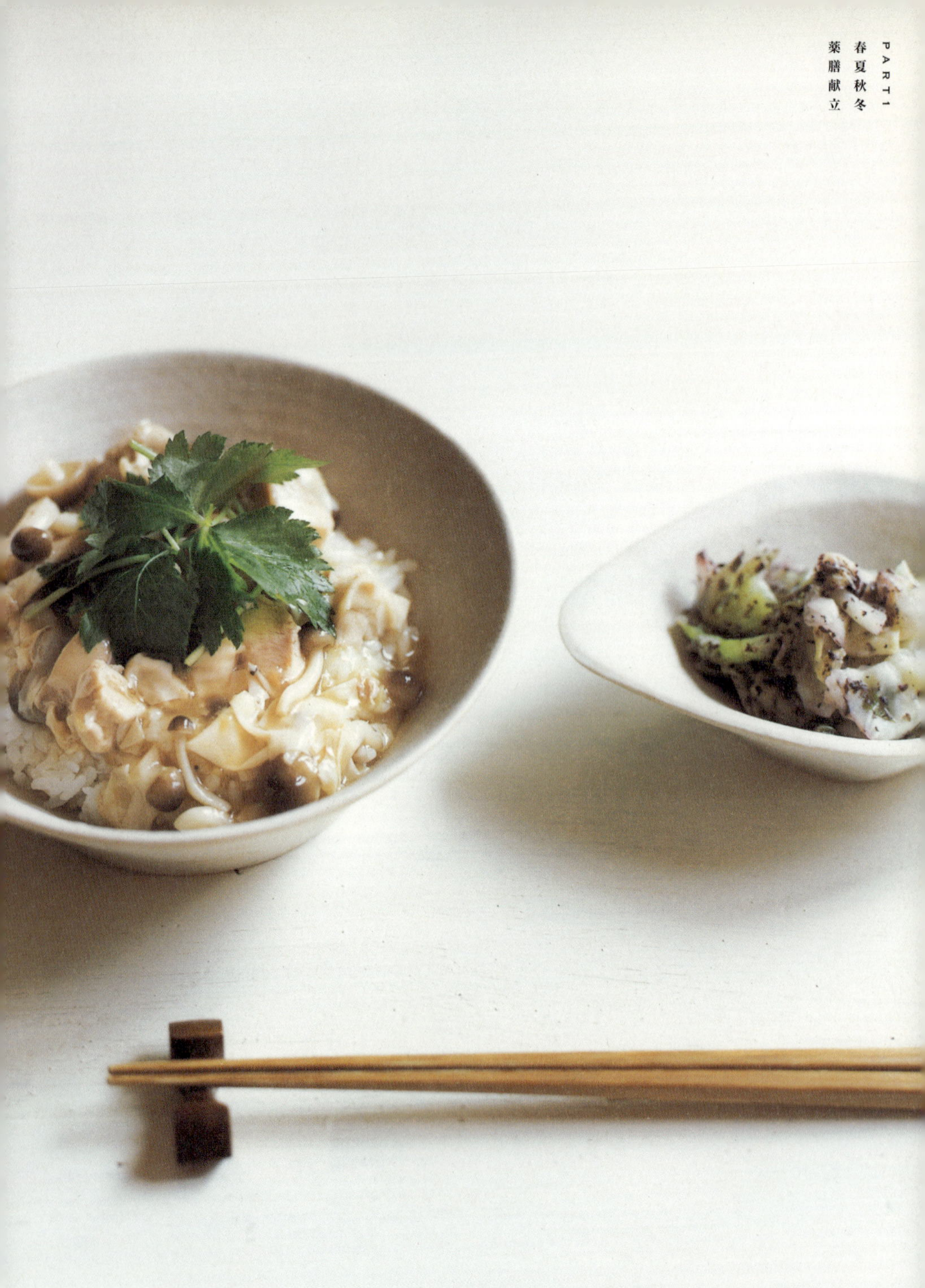

春の薬膳献立 1　三つ葉たっぷりゆばどんぶり／蒸しキャベツのゆかり和え（レシピはP.29）

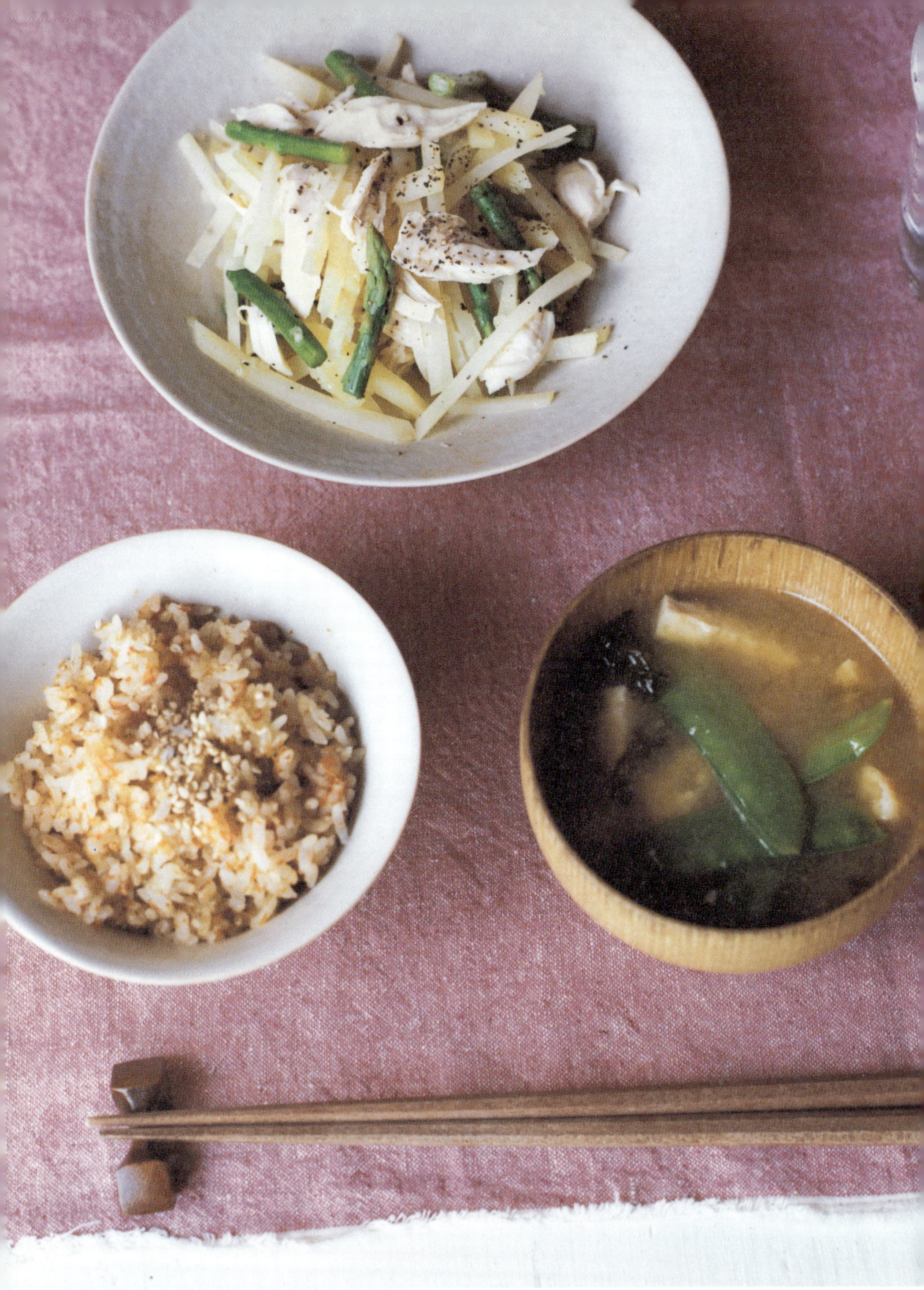

春の薬膳献立 2　にんじんごはん／絹さやと油揚げとあおさの味噌汁／じゃがいもと鶏ささみの春サラダ（レシピはP.30）

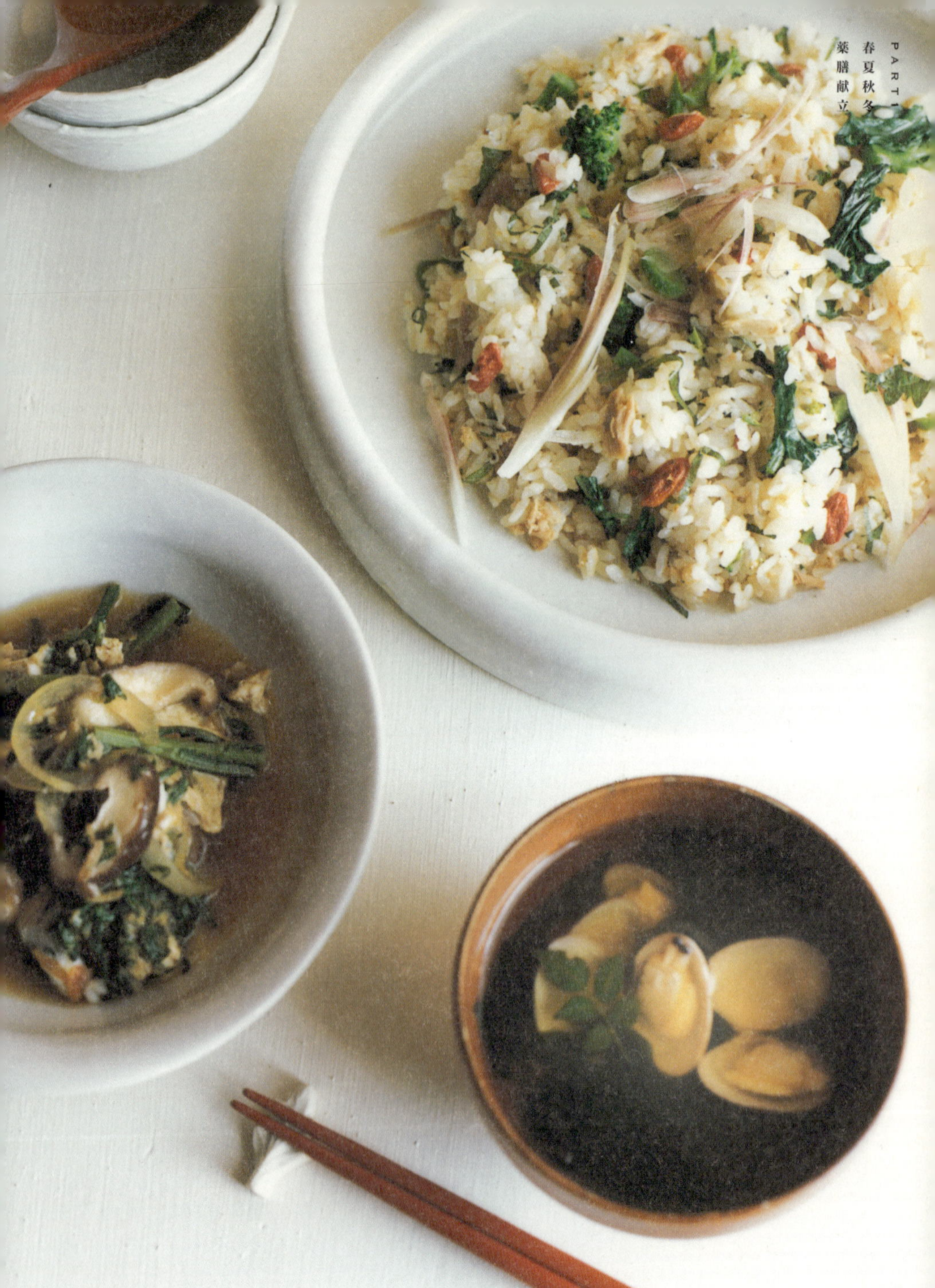

春の薬膳献立 3　春の香りちらし／春菊としいたけの卵とじ／あさりとわかめのお吸い物（レシピはP.31）

P.26

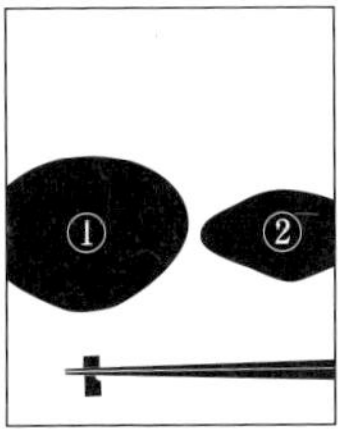

春の
薬膳献立
1

三つ葉たっぷりゆばどんぶり
蒸しキャベツのゆかり和え

① 三つ葉たっぷり ゆばどんぶり

胃腸を丈夫にし元気をつける米やきのこ、お腹を温め体力をつけてくれる鶏肉のほか、ヘルシー食材のゆばを使った京風どんぶり。仕上げに、さわやかな香りで気の巡りを改善する三つ葉をあしらえば、リフレッシュ効果も期待できます。

《材料2人分》
鶏もも肉　150g
酒　大さじ1
塩　少々
片栗粉　大さじ1
ゆば（乾燥）　10g
しめじ　½パック
三つ葉　適量
おろししょうが　1片分
昆布かつおだし（P.70参照）
　1と½カップ
Ⓐ［薄口しょうゆ　大さじ1
　 みりん　大さじ2
ごはん　適量

〈作り方〉
① 鶏もも肉は一口大に切り、酒と塩で下味をつけ片栗粉をまぶす。
② しめじは石づきを取ってほぐしておく。
③ 鍋に昆布かつおだしを入れて温め、①、②、しょうがを入れ、Ⓐで味付けし、鶏もも肉に火が通ったら、ゆばを入れる。
④ 丼にごはんを盛り、③をかけ三つ葉のざく切りをのせる。
※お好みでゆずこしょうをのせてもおいしい。

② 蒸しキャベツの ゆかり和え

キャベツとゆかり（しそ）にはどちらも胃の働きを助け、胃もたれの解消や、消化を促進させる効果があるといわれています。加えて、しそは気の巡りをよくして、花粉症やアレルギー症状の緩和にも有効。混ぜるだけの簡単和え物です。

《材料2人分》
キャベツ　120g
ゆかり　小さじ1

〈作り方〉
① キャベツはざく切りにし、蒸し器で8分程度蒸す。
② ボウルに①とゆかりを加えてよく和え、器に盛る。

P.27

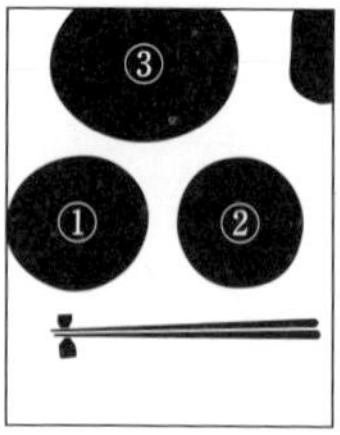

春の
薬膳献立
2

にんじんごはん
絹さやと油揚げとあおさの味噌汁
じゃがいもと鶏ささみの春サラダ

① にんじんごはん

血を補う働きのあるにんじんをたっぷり使い、春に起こりやすい目のトラブルにも効果的な、色合いも美しい炊き込みごはんです。パソコン作業で日々目を酷使している方や、血不足による肌のかさつき、めまいなどが気になる方にもおすすめ。にんじんとお米の甘みが強いので、塩麹を加えると味のバランスがとれます。

《材料2人分》
にんじん　½本
米　1合
塩麹　小さじ½
昆布　5㎝×1枚
白ごま　少々
塩　少々（好みで）

〈作り方〉
① 炊飯器にといだ米、にんじんのすりおろし、塩麹、昆布を加え、普通の水加減で炊く。
② ①を茶碗に盛り、白ごまと好みで塩をふる。

② 絹さやと油揚げとあおさの味噌汁

脾と胃の働きを高め元気をつける絹さやは、体内の余分な水分の排出や、解毒の働きが期待できるので、春先、水分代謝の乱れから鼻水や涙が出るタイプの花粉症にお悩みの方や、吹き出物が気になる方にもおすすめ。味噌はむくみやイライラの改善に役立ちます。

《材料2人分》
絹さや　8枚
油揚げ　½枚
乾燥あおさ　大さじ1
昆布かつおだし（P.70参照）
　2カップ
味噌　大さじ1と½強

〈作り方〉
① 絹さやはへたとスジを取る。
② 油揚げはさっと熱湯をかけて油抜きをしたあと、食べやすい大きさの短冊切りにする。乾燥あおさは、水で戻してざるに上げ、水気をしぼっておく。
③ 鍋に昆布かつおだしを入れて火にかけ、煮立ったら絹さやと油揚げを入れ、絹さやに火が通ったら味噌を溶き入れ、再び煮立つ直前にあおさを加えて器に注ぐ。

③ じゃがいもと鶏ささみの春サラダ

気を補ってくれるじゃがいもは、五月病に代表されるようななんだか元気が出ない、疲れやすいなどの自覚症状や、胃腸の調子を整えたいときなどにぴったりの食材。体に潤いを与え疲労回復にもよいアスパラと、気血の巡りを改善する玉ねぎも入った酸味の効いたさっぱりサラダです。

《材料2人分》
じゃがいも　2個
鶏ささみ　2本
塩、酒　各少々
アスパラガス（細いもの）　6本
玉ねぎ（みじん切り）　⅛個分

Ⓐ
- オリーブオイル　大さじ1
- 酢　大さじ1と½
- 塩　小さじ½
- 粗挽き黒こしょう　少々

〈作り方〉

① 鶏ささみはスジを取り、塩と酒をふっておく。

② ①を鍋に入れ、大さじ3の水（分量外）を加えてふたをして中火にかける。沸騰したら弱火にして、5分程度加熱し、身をほぐしておく。

③ じゃがいもは皮をむいて千切りにし、水にさらして、熱湯でさっとゆでる。アスパラは軸の固い部分だけを切り落とし、4㎝長さに切って熱湯でゆでる。

④ Ⓐを混ぜたものと②と③、玉ねぎをボウルで混ぜ、味見をして、塩味を調整する。

P.28

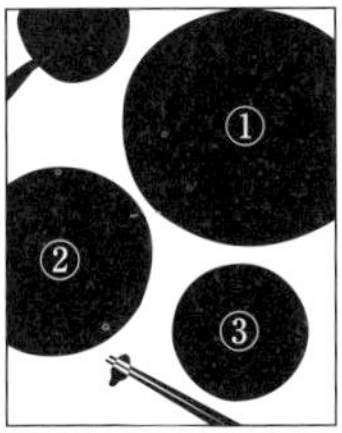

春の
薬膳献立
3

春の香りちらし
春菊としいたけの卵とじ
あさりとわかめのお吸い物

① 春の香りちらし

気血の巡りをよくするしそやみょうがなどの香り野菜を使った簡単混ぜ寿司。菜の花は、肝の機能を高め目の充血などのトラブルや、イライラの改善にも役立ちます。疲れ目や滋養強壮によいクコの実はお酢に漬け込んで、すし酢にすると重宝。

《材料4人分》
- 米　2合

〈すし酢〉
- クコ昆布酢（P.69参照）の液体大さじ5＋クコの実大さじ2
- きび砂糖　大さじ2
- 塩　小さじ1

〈ツナそぼろ〉
- ツナ（ノンオイル）　2缶
- しょうゆ　小さじ1
- 酒　大さじ1

- 白ごま　大さじ2
- ちりめんじゃこ　大さじ3
- しそ　10枚
- みょうが　1個
- 菜の花　½束（80g）

〈作り方〉

① みょうがは縦半分に切り斜め薄切り、しそは千切りにする。

② ①を塩もみして水にさらし、よく水気を切る。

③ 菜の花は、軸の固い部分を切り落とし、塩（分量外）を加え熱湯でさっとゆで、余分な水分を切り粗みじんに切る。

④ 小鍋にツナ（汁ごと）、しょうゆ、酒を入れ、汁気がなくなるまで炒める。

⑤ ちりめんじゃこと白ごまは、フライパンでから炒りする。

⑥ ごはんを固めに炊いて（炊飯器のすし飯モードなどを利用）熱いうちに飯台にうつして小山を作り、上からあわせておいたすし酢を一気にまわしかけ、しゃもじでごはんを切るようにし

ながら広げ、うちわで冷ます。

⑦⑥にすべての具を入れて、さっくりと混ぜて器に盛りつける。

② 春菊としいたけの卵とじ

ストレスや不眠の緩和に役立つ春菊、気を補い疲労回復や体力不足に効果的なしいたけを、ふんわり溶き卵でとじました。卵は体に必要な水分と血を補って体内の乾燥を改善し、肌のかさつきや生理不順などに効果的なほか、心に働きかけ不安感や不眠の改善に有効。まさに春にぴったりのレシピです。

《材料2人分》

春菊　1袋
しいたけ　2枚
玉ねぎ　¼個
卵　1個
桜えび　小さじ1
昆布かつおだし(P.70参照)
150㎖
しょうゆ　大さじ½
塩　少々

〈作り方〉

①春菊は茎は細かいみじん切り、葉は3等分の長さに切る。しいたけと玉ねぎは薄切りにする。

②鍋に昆布かつおだしと、玉ねぎ、しいたけを入れ火にかけ、沸騰したら春菊の茎と桜えびを入れる。

③玉ねぎに火が通ったら、春菊の葉を入れしょうゆと塩で味をととのえ、沸騰した煮汁に溶き卵をまわし入れる。

④ふたをして、卵が半熟になったら火を止める。

③ あさりとわかめのお吸い物

あさりとわかめはいずれも体内の余分な水分を排出する働きがあるとされています。加えて、あさりは血を補い、春のイライラや情緒不安にも効果的。どちらも寒性の食材なので、冷えが気になる方は食べすぎには注意しましょう。

《材料2人分》

あさり　½パック
新わかめ　20g
昆布かつおだし(P.70参照)
2カップ
酒　大さじ1と½
薄口しょうゆ　小さじ1
塩　少々
木の芽　適宜

〈作り方〉

①あさりは塩水につけ砂出しし、殻と殻をこすりあわせて洗い、水気を切っておく。

②新わかめはさっと水洗いし、食べやすい大きさに切る。

③鍋に昆布かつおだしとあさり、酒を入れ中火にかけ、あさりの口が開いたらアクを取り、薄口しょうゆと塩で味をととのえる。器に注ぎ、あれば木の芽などをあしらう。

梅雨

RAINY SEASON

滅入る時期。体内の水はけをよくして、気を巡らせて

雨が降り続き、湿度の高い梅雨は、体の中にも余分な水分がたまり、冷えやむくみ、体が重だるい、食欲不振……といった症状があらわれやすくなります。中医学では、こういった私たちの体に悪影響を与える湿気を「湿邪」と呼びます。湿邪は、五臓の脾にダメージを与え、脾が弱まると、食べ物から気や血をうまくつくることができずパワー不足になり、余分な水分の排出も難しくなります。そこで活躍するのが、脾を丈夫にする食材や利尿作用のある食材、香りで気を巡らせて水分の排出を助けてくれる食材たち。気分も滅入りがちな梅雨ですが、体を冷やさないように気をつけながら、水はけのいい体づくりを目指しましょう。

梅雨にとり入れたい食材

お腹を温めるねぎやにんにくやしょうが、利尿作用の期待できるもやし、しじみ、空豆などを。胃腸の機能を高めてくれる山いももおすすめ。

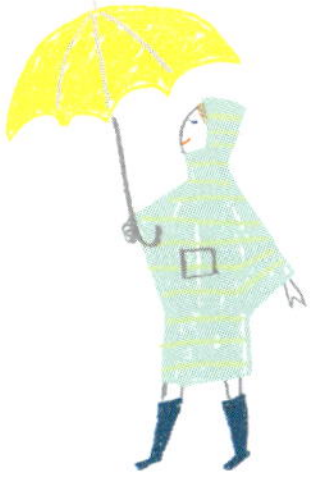

邱先生の〈梅雨〉の女性力UP養生法

梅雨はじめじめ、どんよりとした天気で、体と心のパワーが落ちやすく、気分も落ち込みやすいとき。特に、不妊治療をしても結果が出ない人や、妊娠中のトラブルがある人などは、より沈みが激しくなりがち。また胃腸が普段から弱い人も、湿気で水分代謝がうまくいかないため、不調になりがちです。食養生でカラッとした体と心をつくっていきましょう。

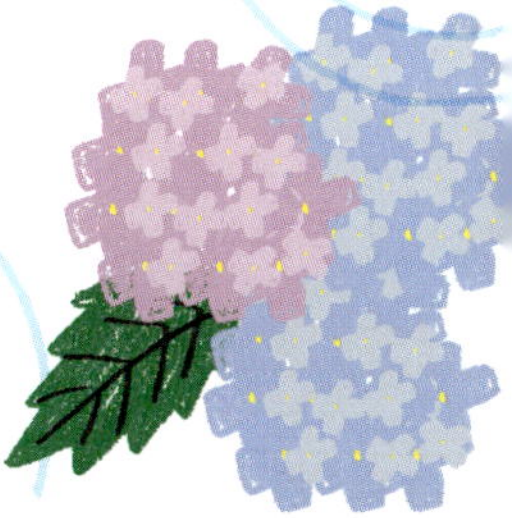

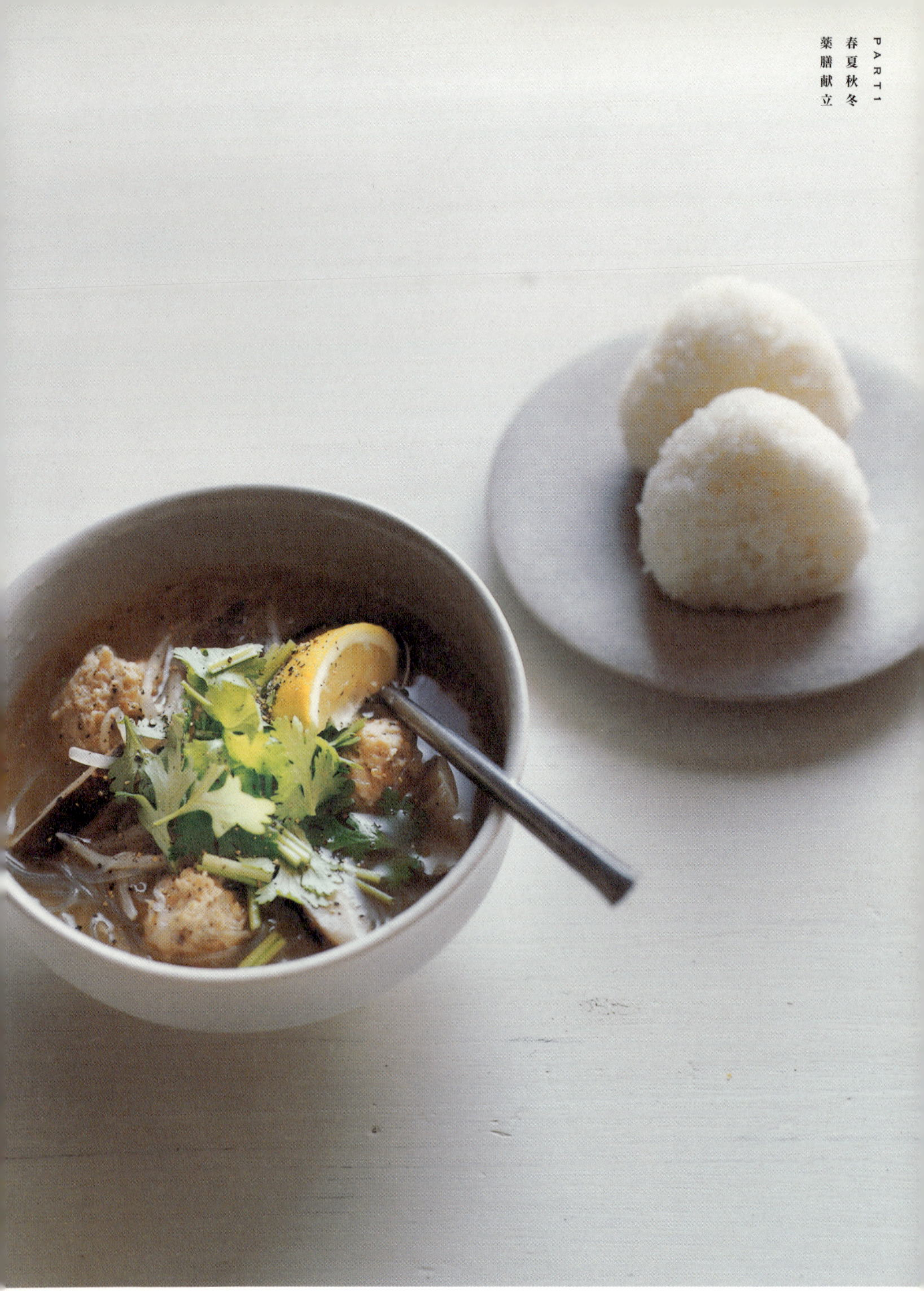

梅雨の薬膳献立1　鶏団子ともやしのアジア風春雨スープ／塩むすび（レシピはP.36）

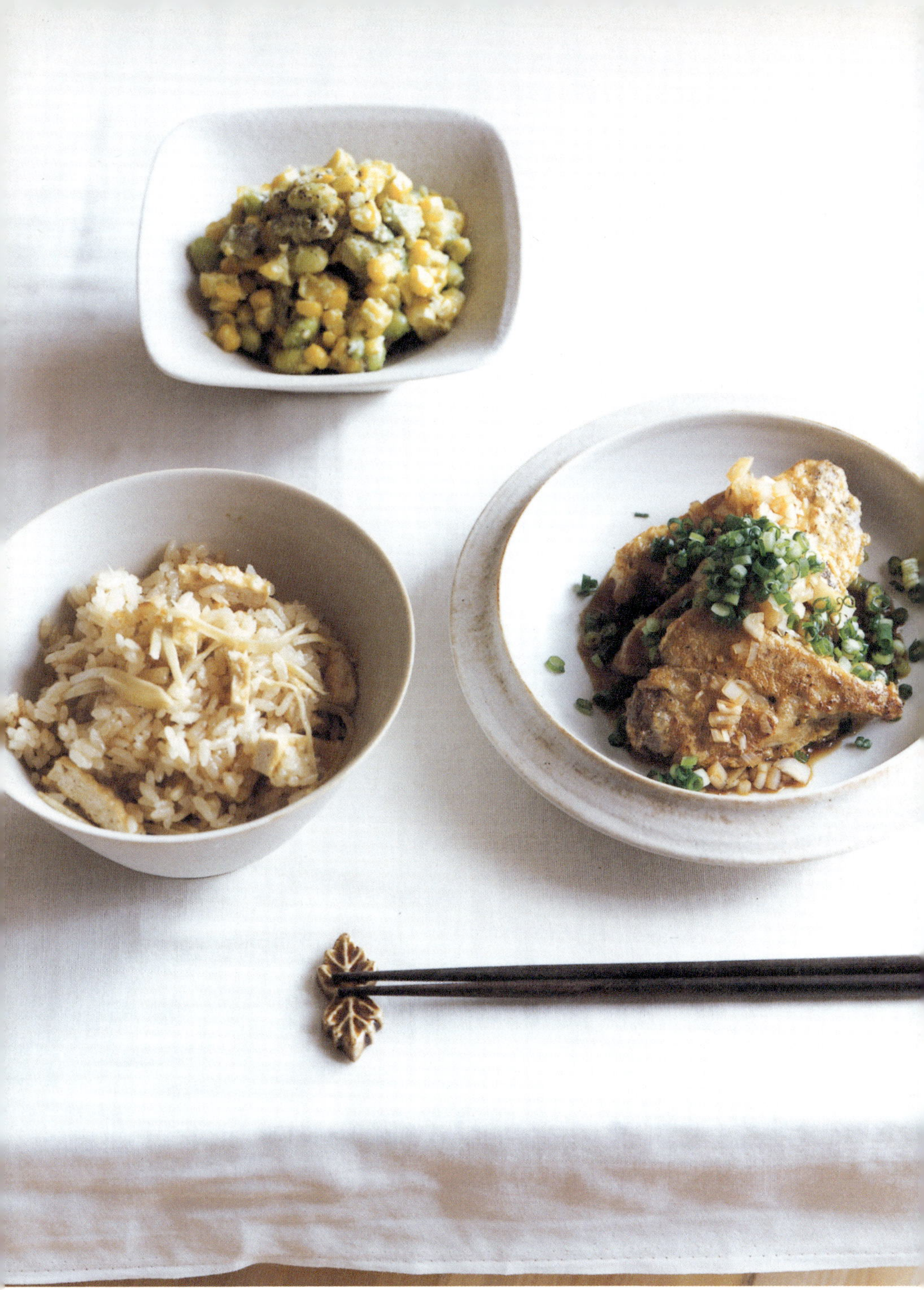

梅雨の薬膳献立 2　新しょうがと油揚げのごはん／カツオのピカタ風　らっきょうソース／
とうもろこしと枝豆のアボカド和え （レシピはP.37）

P.34

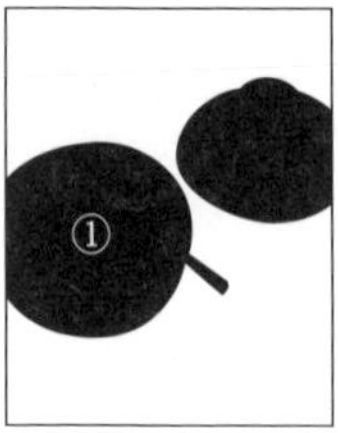

梅雨の
薬膳献立
1

塩むすび
鶏団子ともやしのアジア風春雨スープ

① 鶏団子と もやしのアジア風 春雨スープ

体を温めてくれる鶏肉、干しえび、しょうがを使った団子がたっぷり入ったアジア風スープ。もやしは、水分代謝を高めてむくみの改善に◎。体を温め、食欲増進効果も期待できる香菜をたっぷりのせて召し上がれ。

《材料2人分》

〈肉団子材料〉
- 鶏ももひき肉　100g
- 卵液　大さじ1
- 桜えび　小さじ2
- 片栗粉　小さじ1
- しょうが（みじん切り）　½片分
- 塩、粗挽き黒こしょう　各少々

もやし　60g
春雨　30g
干ししいたけ（水で戻す）　2枚
（※昆布しいたけだしのしいたけを使うとよい）
昆布しいたけだし（P.71参照）　2と½カップ
ナンプラー　大さじ1
塩、粗挽き黒こしょう　各少々
香菜　適量
レモン（くし切り）　2切れ

〈作り方〉
① 肉団子の材料をすべてボウルに入れて、よく混ぜあわせる。
② 鍋に昆布しいたけだしを加え、沸騰したら①を団子状に丸めて入れ、アクが出たらすくう。
③ ②に1cm幅に切った干ししいたけ、もやし、春雨を加え、ナンプラーと塩、粗挽き黒こしょうで味をととのえる。
④ ③を器に注ぎ、ざく切りにした香菜とレモンをのせる。

P.35

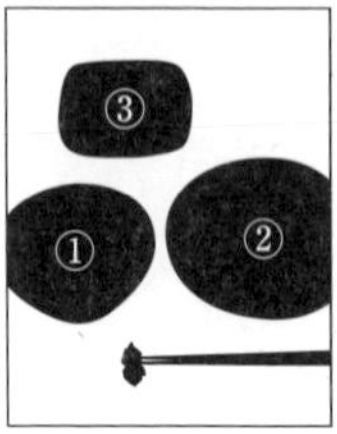

梅雨の
薬膳献立
2

新しょうがと油揚げのごはん
カツオのピカタ風 らっきょうソース
とうもろこしと枝豆のアボカド和え

① 新しょうがと油揚げのごはん

お腹を温めて、胃の調子を整えてくれるしょうがが主役のシンプル炊き込みごはん。さわやかな新しょうがの香りが食欲を増進させ、冷えやむくみの改善にも役立ちます。仕上げに気の巡りをよくするしその千切りを飾れば、発汗を促し梅雨冷え解消効果もアップ。

《材料2人分》
新しょうが　35g
油揚げ　½枚
米　1合
昆布かつおだし（P.70参照）　適量
しそ（千切り）　少々
白ごま　少々
Ⓐ
しょうゆ　大さじ½
酒　大さじ½
塩　少々

〈作り方〉
① 米は洗ってざるにあげ、30分程度おいておく。
② 新しょうがはタワシで皮をこすり洗いし千切りにする。
③ 油揚げは、熱湯をかけて油抜きしたあと、千切りにする。
④ 炊飯器に①とⒶを入れ、1合の目盛りまで昆布かつおだしを加え、新しょうがと油揚げをのせて炊く。
⑤ 炊けたら底から軽く混ぜて器に盛り、しそと白ごまをのせる。

② カツオのピカタ風らっきょうソース

気血を補い、疲労回復効果のあるカツオは、脾の働きを高め水分代謝を促してくれるので、慢性的なむくみにも効果的。ソースに使ったらっきょうは、気の巡りを改善し、冷えやむくみの解消に役立ちます。冷えからくる腹痛予防にもよいでしょう。

《材料2人分》
カツオ（刺身用さく）200g
〈漬け込みだれ〉
Ⓐ
しょうゆ　大さじ½
酒　大さじ½
おろししょうが　1片分
おろしにんにく　1片分
小麦粉　適量
溶き卵　1個分
オリーブオイル　少々
〈らっきょうソース〉
甘酢漬けらっきょう（みじん切り）　6個分
ポン酢しょうゆ　大さじ4
万能ねぎ（小口切り）　少々

〈作り方〉
① カツオは、2㎝程度の厚さに切り、Ⓐに10分程度漬けておく。
② ①の余分な水分をクッキングペーパーでふきとり、小麦粉をまぶす。
③ フライパンにオリーブオイルを熱し、溶き卵をくぐらせた②を入れて両面にこんがり焼き色をつける。
④ らっきょうソースの材料をあわせ、器に盛った③にかけ、万能ねぎを飾る。

③ とうもろこしと枝豆のアボカド和え

とうもろこしと枝豆はともに脾の働きを高め、体内にたまった余分な水分を排出する働きがあるので、湿気がたまり体がなんとなく重だるく元気が出ないこの時期に有効です。とうもろこしのひげは南蛮毛とも呼ばれ、利尿作用が高く生薬として使われています。

《材料2人分》
とうもろこし　½本
枝豆（さやつき）　50g
アボカド　½個
レモン汁　少々
塩、粗挽き黒こしょう　各少々

〈作り方〉
① とうもろこしは皮をむいて蒸し、包丁で実をそぎ落とす。枝豆は塩ゆでし、さやからはずす。
② アボカドは皮をむいてサイコロ状に切り、レモン汁をかけておく。
③ ボウルに、①と②を加えて混ぜあわせ、塩と粗挽き黒こしょうで味をととのえる。お好みでレモン汁を追加して酸味を効かせてもよい。

夏

SUMMER

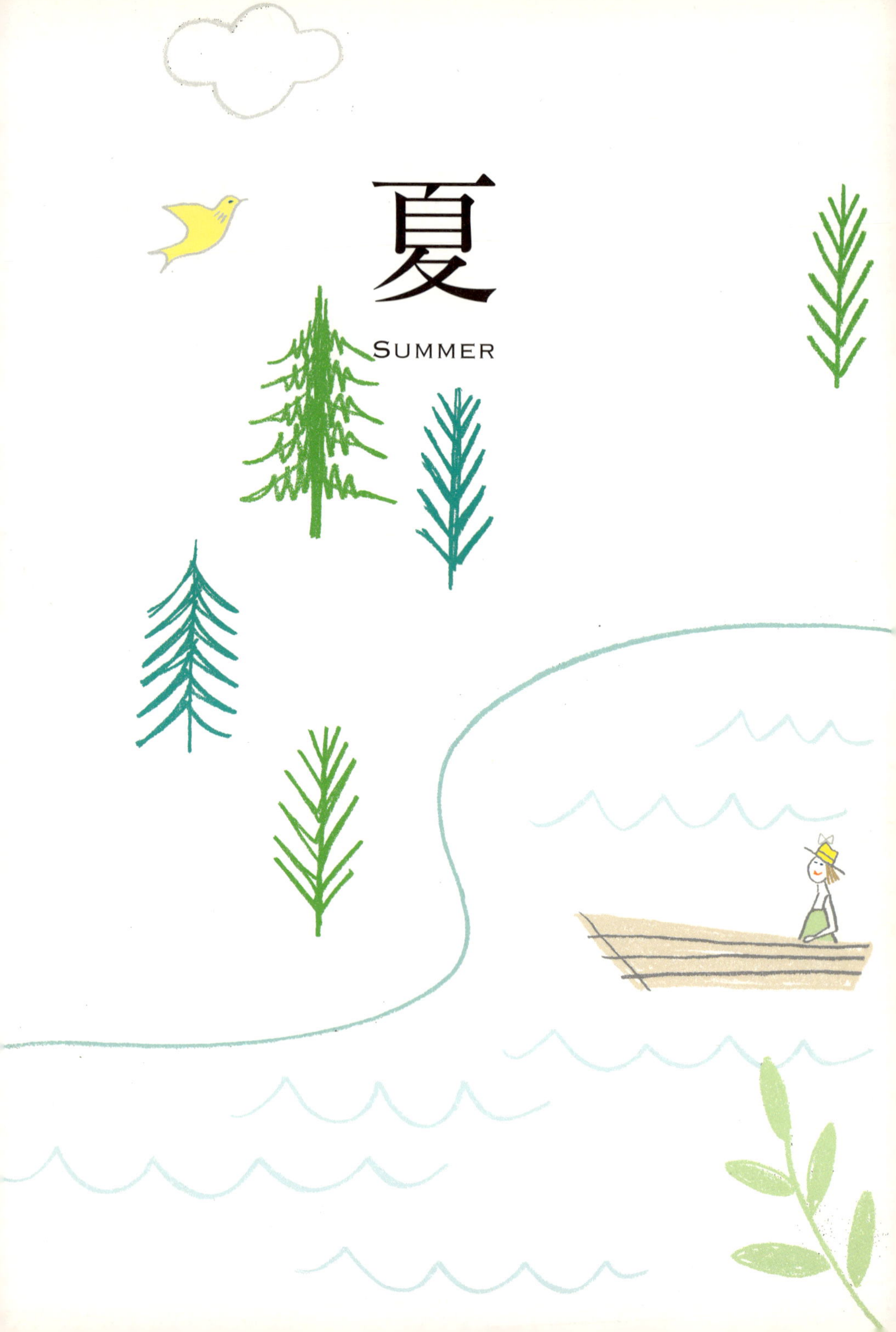

クールダウンを上手にし、夏冷えにも注意を

一年のうちで気温が一番高くなる夏は、暑さで体力を消耗しがち。夏の暑さで大量の汗をかくと、体内の潤いが奪われるだけでなくエネルギーのもととなる気も一緒に消耗されて、夏バテや息切れをしたり、ひどくなると熱中症になるほか、不眠やイライラなどの症状も起こりやすくなります。また一方で、日本の夏は湿気が高いため、上手に汗をかけずに体内に余分な水分がたまり、なんとなく体が重だるい、食欲がない、疲れやすい……などを感じることも。トマトやきゅうりなどに代表される夏野菜には、体内にこもった余分な熱を冷まし、必要な潤いを補ったり、逆に余分な水分の排出を助けたりと、水分代謝のバランスをとってくれる働きがあります。夏野菜の力を借りて、体の中から自然にクールダウンさせることを心がけましょう。

また、熱いからといってやたらと冷たい飲み物をがぶ飲みしたりすることは厳禁。アイスやビールなど、冷たい飲み物の食べすぎ、飲みすぎは胃腸の働きを低下させます。冷え症の方は、夏でもねぎやしょうがなどの薬味を活用するなどして、上手にバランスをとりましょう。

夏にとり入れたい食材

トマトやなす、きゅうり、ピーマンなどの夏野菜は、余分な熱を取り去り、乾いた体を潤す作用が。夏バテ気味のときはモロヘイヤ、オクラなどのネバネバ食材で抵抗力をアップ。胃腸の冷えには、あじ、カツオなどもおすすめ。

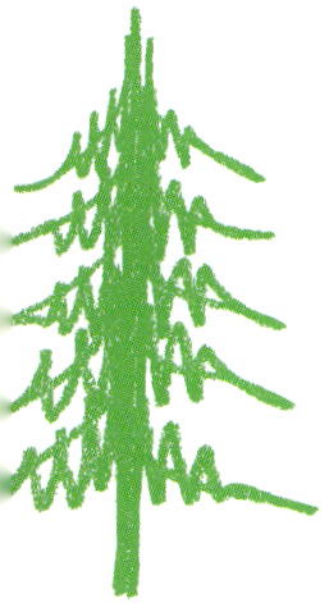

邱先生の〈夏〉の女性力UP養生法

ここ数年は猛暑・酷暑が続いているため、ただでさえ夏バテや夏疲れ、夏負けが出やすく、妊娠をお考えの方でも、そこまでの余力がなかなか出ないのが普通です。どうしても夏休み中に、という理由がないなら、この時期に無理な不妊治療や大がかりな治療はあまりおすすめしません。暑さによる疲れのせいで自分のもつ女性力を充分に発揮しきれず、うまくいかないことがあるからです。結果が出ないことにガッカリしてストレス過多になるよりは、夏は体を休めて体力を温存し、気候のよくなる秋に備えるのも手。冷たい物のとりすぎで夏冷えしないようにしたり、暑い夜でもぐっすり眠れる工夫をしたり、さわやかな気分でいられる養生をしておくのがおすすめです。

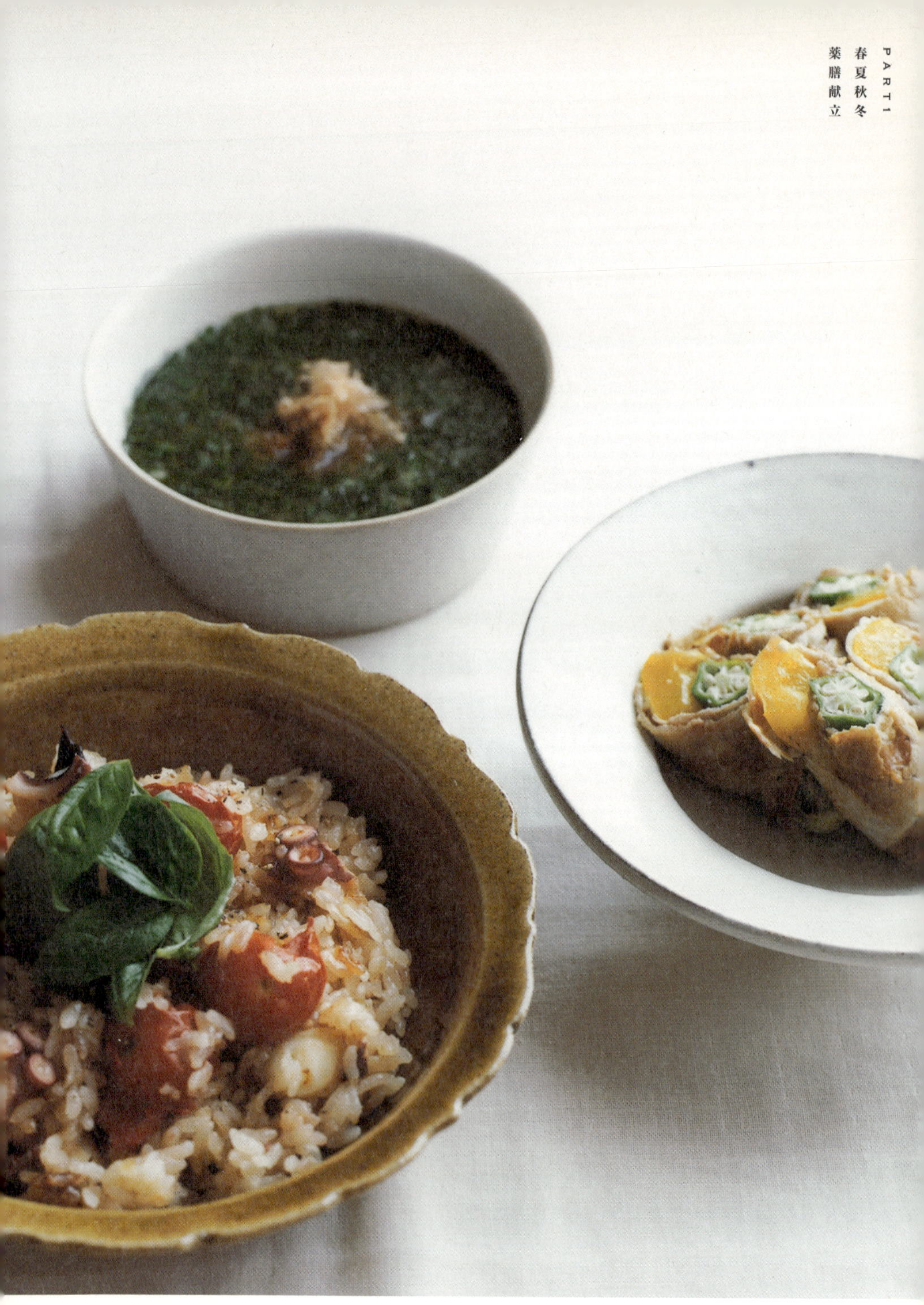

夏の薬膳献立 1　たことプチトマトの炊き込みごはん／さっぱり梅肉風味の夏野菜の豚肉ロール／
モロヘイヤと長いものスープ（レシピはP.43）

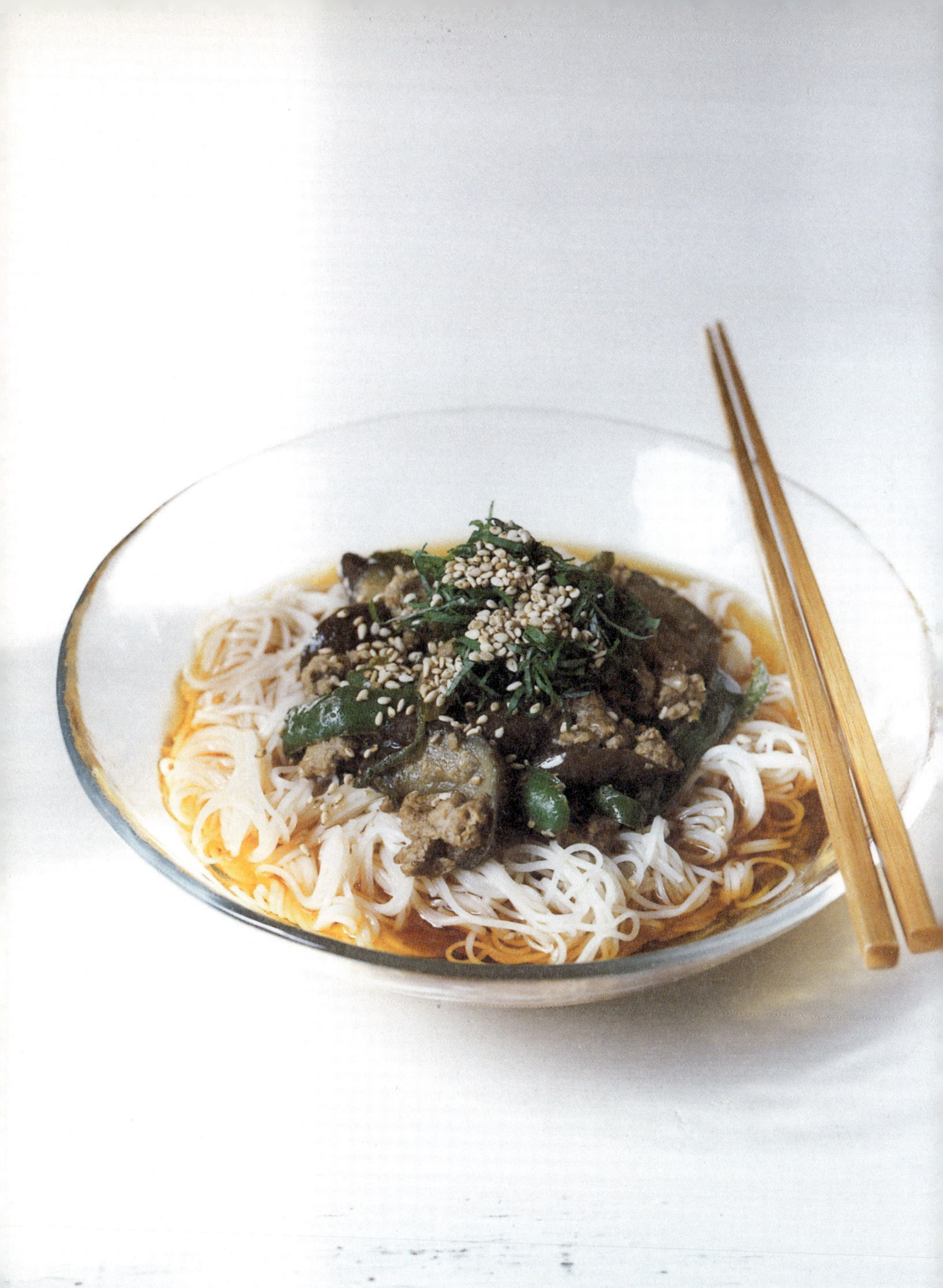

夏の薬膳献立 2　ピーマンとなすの肉味噌そうめん（レシピはP.44）

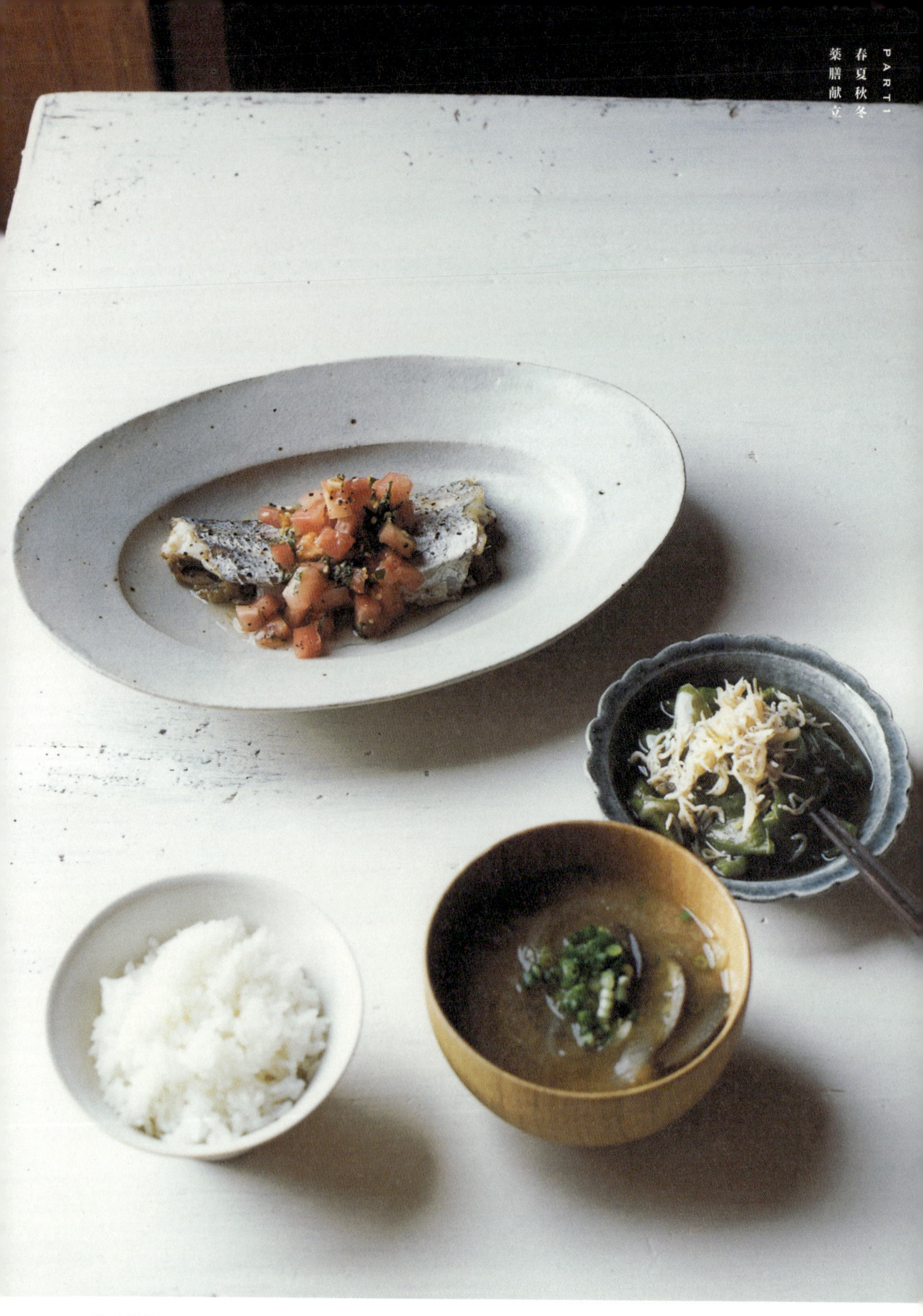

夏の薬膳献立 3　太刀魚の塩焼き トマトしそソース／ピーマンとみょうがの煮びたし／なすと玉ねぎの味噌汁（レシピはP.45）

P.40

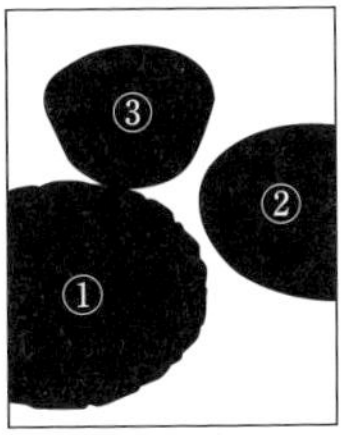

夏の
薬膳献立
1

たことプチトマトの炊き込みごはん
さっぱり梅肉風味の夏野菜の豚肉ロール
モロヘイヤと長いものスープ

① たことプチトマトの炊き込みごはん

夏野菜の代表格であるトマトは、体にたまった余分な熱を冷まし渇きを潤してくれる、暑気あたり予防には欠かせない食材です。また、たこは気と血を補ってくれ、疲労回復に役立ちます。ただし、たこもトマトも体を冷やす食材なので、冷え症の方はこんなふうに加熱調理をとり入れてみるのもよいでしょう。

《材料2人分》

米　1合
たこ　80g
プチトマト　6個
玉ねぎ　½個
にんにく　½片
オリーブオイル　小さじ2
酒　大さじ½
ナンプラー　大さじ1と½
バジル　少々
粗挽き黒こしょう　少々

〈作り方〉

① 米はといで炊飯器に入れ、水150㎖(分量外)を注ぐ。
② 玉ねぎとにんにくはみじん切りにする。
③ たこは一口大の乱切りにする。
④ フライパンにオリーブオイルとにんにくを入れて火にかけ、軽くフツフツとしてきたら玉ねぎを加えてしんなりするまで炒める。
⑤ ④に酒、ナンプラー、たこを加えて軽く炒める。
⑥ ①に⑤とへたを取ったプチトマトを加え、炊飯器で普通に炊く。
⑦ ⑥を器に盛り、バジルの葉を飾り、粗挽き黒こしょうをふる。

② さっぱり梅肉風味の夏野菜の豚肉ロール

旬の夏野菜を、疲労回復効果の高い豚肉でくるっと巻いて梅肉風味でさっぱりといただきます。豚肉もオクラも暑さで渇いた体を潤してくれるので夏の便秘にもおすすめです。夏バテ予防には欠かせない梅干しの酸味が食欲を誘い、少しのお肉でも満足感のあるおかずです。

《材料2人分》

豚ロース薄切り肉　6枚
オクラ　6本
パプリカ(黄色)　½個
梅肉　梅干し大1個分
粗挽き黒こしょう　少々

〈作り方〉

① オクラは塩(分量外)をまぶして板ずりし、水洗いしてへたを包丁で取る。
② パプリカは、へたと種を取り縦6つに切る。
③ バットに豚肉を広げて、粗挽き黒こしょうをふり梅肉を塗り、オクラとパプリカをのせて、くるくると巻く。
④ フライパンに、③の巻き終わりを下にして並べ(油はひかない)、中火で焼く。全体にこんがり焼き色がついたらふたをして弱火で蒸し焼きにする。
⑤ 食べやすい大きさに切って、器に盛りつける。

③ モロヘイヤと長いものスープ

重病にかかった古代エジプトの王様が、モロヘイヤのスープを飲んで回復したことから、「王様の野菜」と呼ばれるようになったモロヘイヤは薬膳でも、滋養強壮効果の高い野菜とされています。胃腸を丈夫にし、老化防止によい長いもをあわせたスープは、夏の暑さに負けて、何も食べる気がしないパワー不足を感じるときなどにもおすすめ。

《材料2人分》
モロヘイヤ　1束
長いも　3㎝
にんにく　½片
昆布かつおだし（P.70参照）
　2カップ
オリーブオイル　大さじ½
Ⓐ
┌薄口しょうゆ　小さじ2
　塩　少々
　粗挽き黒こしょう　少々
かつおぶし　少々

〈作り方〉
① モロヘイヤは葉だけをつんで洗い、みじん切りにする。
② 鍋ににんにくのみじん切りとオリーブオイルを入れて熱し、香りが出たら昆布かつおだしと①を加える。
③ ②が温まったら皮をむいてすりおろした長いもを加えてⒶで味をととのえる。
④ ③を器に注ぎ、食べる直前にかつおぶしをのせる。

P.41

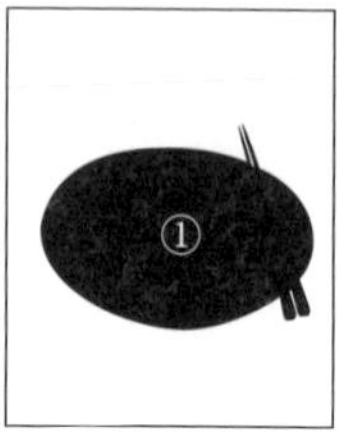

夏の
薬膳献立
2

——

ピーマンとなすの肉味噌そうめん

① ピーマンとなすの肉味噌そうめん

そうめんというと、ついつい薬味だけであっさりと食べてしまいがちですが、ときにはこんなコクのある肉味噌そうめんはいかがでしょうか。ピーマン、なすといった夏野菜とともに、気血を補い体を潤してくれる豚肉を具に使えば、夏バテ気味の体も内側から元気に！

《材料2人分》
そうめん　200g
なす　1個
ピーマン　2個
豚ひき肉　70g
しょうが（みじん切り）　1片分
めんつゆ（P.71参照）　1人あたり
　100mlを同量の水でわる
Ⓐ
┌味噌　大さじ2
　酒　大さじ1
　昆布しいたけだし
　（P.71参照）　50ml
ごま油　小さじ1
しそ（千切り）　2枚
白ごま　少々

〈作り方〉
① なすは1㎝厚さの斜め輪切り、ピーマンはへたと種を取り千切りにする。
② フライパンにごま油を熱し、しょうがを炒めて香りが出たら

豚ひき肉を加えて炒める。
③ ②になすを加えて、しんなりしたらピーマンを入れ、Ⓐを加えてピーマンがしんなりするまで炒め煮にする。
④ そうめんをゆで、冷水で洗い水気をよく切る。
⑤ 器にそうめんを盛り、③をのせ、めんつゆを注ぎ、しそを飾り、白ごまをふる。

P.42

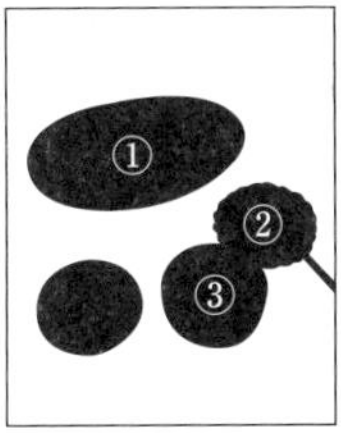

夏の薬膳献立 3

太刀魚の塩焼きトマトしそソース
ピーマンとみょうがの煮びたし
なすと玉ねぎの味噌汁

① 太刀魚の塩焼き トマトしそソース

脾の働きを高めて体力をつけてくれる太刀魚は、食欲不振や胃のもたれ感があるときに特におすすめ。また、血を補うので、肌を潤し血虚の解消にも役立つとされています。彩りも鮮やかでさわやかな味わいのトマトしそソースをかければ夏にぴったりの一品に。

《材料2人分》
太刀魚　2尾
トマト　½個
しそ　2枚
しょうが　1片
塩、粗挽き黒こしょう　各少々
オリーブオイル　少々
レモン汁　少々

〈作り方〉
① 太刀魚は、塩を両面に塗り10分おき、出てきた水分をペーパータオルでふきとる。
② フライパンにオリーブオイルを熱し、①を中火で焼く。
③ 余分な脂が出てきたら、ペーパータオルでふき取り両面に焼き色をつけたら、粗挽き黒こしょうをふる。
④ ボウルにトマトのざく切りと、レモン汁、しその千切り、しょうがのみじん切りと塩少々を加え混ぜる。
⑤ 器に③を盛り、④をかける。

② ピーマンとみょうがの煮びたし

気の滞りを解消し、精神を安定させる働きのあるピーマンは、夏の熱さでイライラするときにもおすすめ。みょうがは、血行をよくして月経不順や月経痛にもよいとされています。どちらも食欲増進効果が期待できるので、いまいち食べる気がしないな……というバテ気味の夏に作ってみては？

《材料2人分》
ピーマン　4個
みょうが　2個
ちりめんじゃこ　大さじ2
めんつゆ（P.71参照）　大さじ3
水　1カップ
塩　少々

〈作り方〉
① ピーマンは縦半分に切って、

種とへたを取り、さらに縦半分に切る。
②みょうがは縦半分に切って千切りにし、しばらく水にさらす。
③鍋に水とピーマン、じゃこを入れて、中火にかけ沸騰したら弱火にしピーマンがやわらかくなるまで弱火で煮る。
④③にめんつゆとみょうがを加え、弱火で汁気が半量になるまで煮る。
⑤味見をし、最後に塩で味をととのえる。

③ なすと玉ねぎの味噌汁

体の熱を冷まし、血流の滞りを改善するなすと、気と血の巡りをよくしてくれる玉ねぎが具の夏の定番味噌汁。なすは熱によって生じる炎症を抑える効果があるので、赤く腫れて熱をもったニキビや吹き出物が気になるときなどにもおすすめです。

《材料2人分》
なす　1本
玉ねぎ　1／4個
万能ねぎ(小口切り)　適量
昆布かつおだし(P.70参照)　2カップ
味噌　大さじ1と½

〈作り方〉
①なすはへたを包丁で取り、1㎝厚さの輪切りにする。玉ねぎは、薄くスライスする。
②鍋に昆布かつおだしと①を加え、しんなりするまで煮る(7分くらい)。
③②に味噌を溶き入れ、器に注ぎ万能ねぎを飾る。

COLUMN ①

スパイスを上手にとり入れる

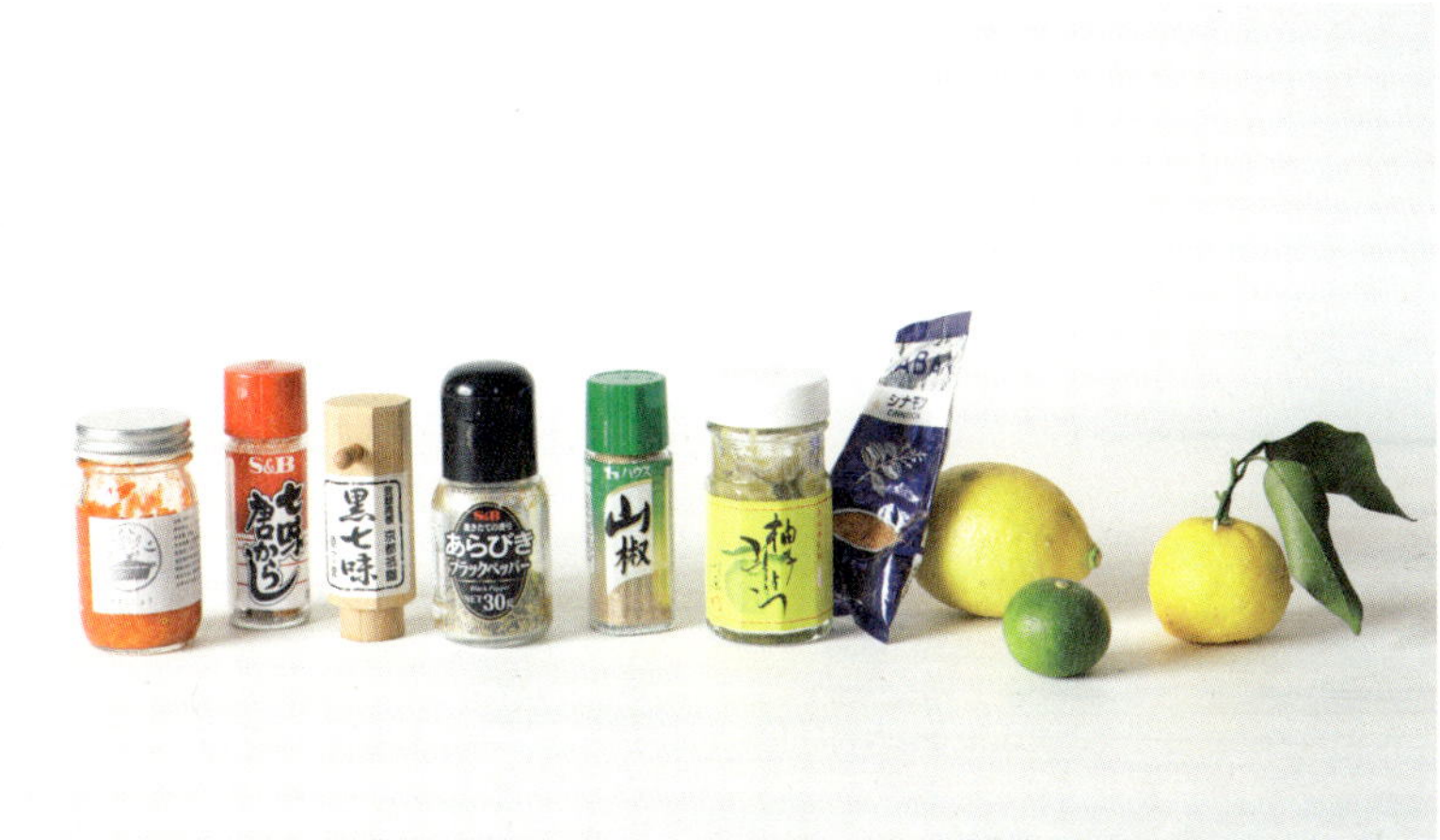

我が家に常備のスパイス。市販で購入できるオーソドックスなものばかりです。

この本で紹介するレシピを見渡してもわかるように、私は黒こしょうなどのスパイスや、ゆずやレモンなどの柑橘類が大好き。今や、女性のほとんどが冷え症かつストレス過多と言っても過言ではありませんが、そんなとき、パパッと簡単に料理に加えることができ、体を温める作用のあるスパイスや気の巡りをよくする柑橘類は、婦女子の強い味方になります。たとえば私は、お味噌汁の仕上げに山椒を入れたり、お茶の時間には紅茶にシナモンをひとふりしたり、お吸い物にゆずの皮を浮かべたりしています。無理せず気負わずにできるので、スパイスや柑橘類の「ちょい足し」をぜひ試してみてください。

また、冷えを強く感じるときや生理中は、黒糖しょうが茶（P.80）もおすすめ。しょうがも黒糖も、体を温める効果があるので、お腹がほっと温かくなるはずです。しょうがを自分ですりおろすのは面倒という人にも、今はジンジャーパウダーなどの便利なものがいろいろあるので、活用してみてくださいね。

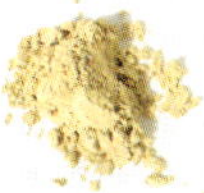

←我が家でよく使うジンジャーパウダー。生よりも乾燥したしょうがのほうが温め効果は高い。

秋

AUTUMN

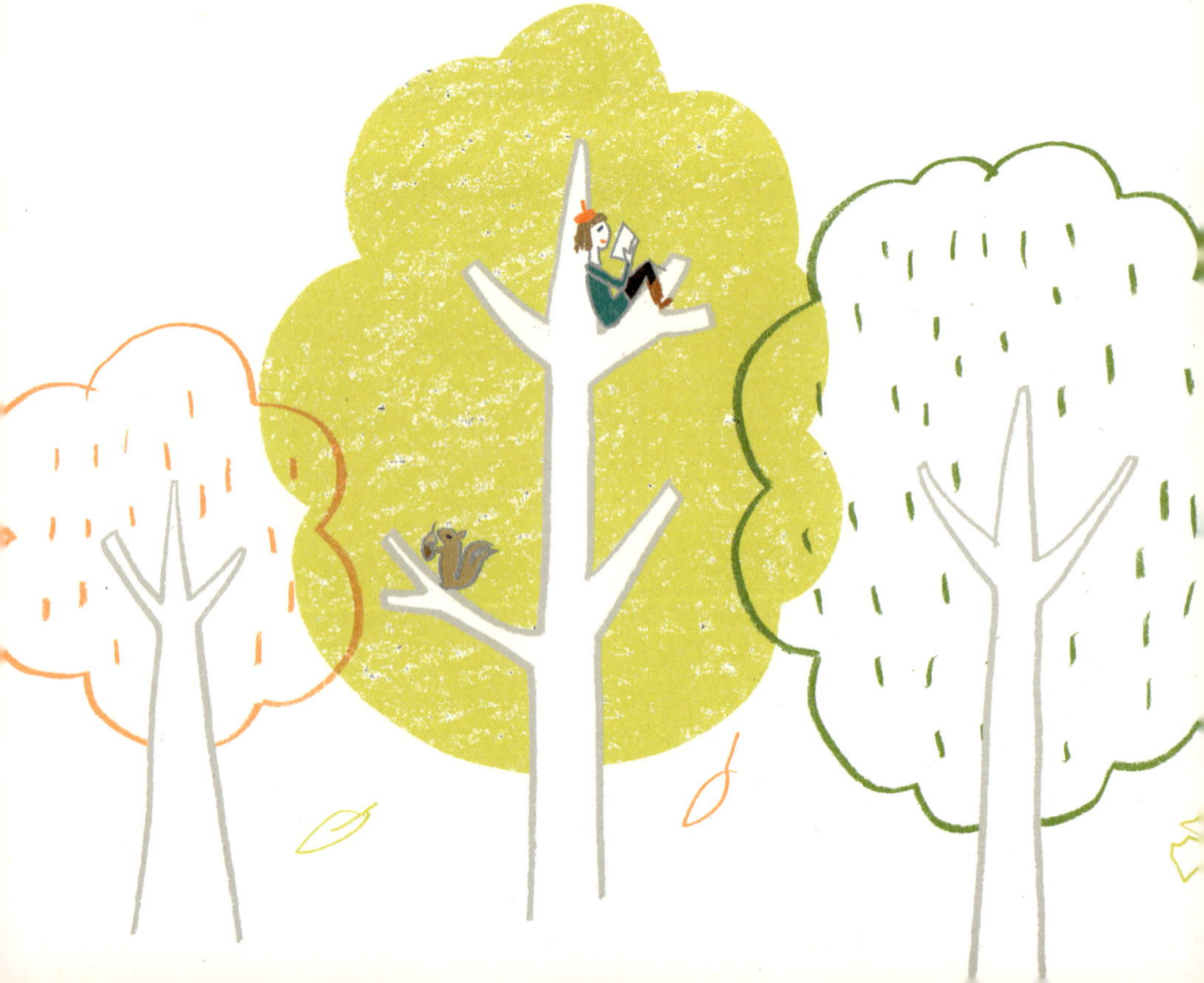

潤いや、補気の効果のある旬のもので乾燥対策&冬にそなえて

秋は空気が乾燥し、から咳が出たり、のどが痛くなったりと呼吸器系のトラブルが起こりやすい季節です。中医学で秋と関わりの深い五臓は「肺」です。肺は乾燥を嫌い、潤っている状態を好むという特徴がありますが、秋の乾燥した空気は口や鼻から入り込み、肺を傷めます。また一見関係ないようですが、肺は経絡によって、皮膚や大腸ともつながっているため、肺が乾くと、肌がかさついたり、便も乾燥して便秘になったりといった症状も起きやすくなります。そこで秋の薬膳では、乾燥が招くトラブルを防ぐために肺を潤す食材をとり入れることが大切になります。加えて、冬になると風邪やインフルエンザなども流行ってくるので、秋のうちに気を補う食材をとり入れて免疫を高めておくことも重要です。収穫の秋は、お米やおいも、きのこなどもおいしい季節ですが、こういった食材は、エネルギーの源である気を補います。肌を潤すことは、ウイルスなどを寄せ付けないために体のバリア機能を高めることにもつながります。秋の味覚を楽しみながら、これからくる冬に備えて準備を始めましょう。

秋にとり入れたい食材

乾燥した体は風邪などに弱いので、体を潤すれんこん、さつまいも、豆乳や豆腐などがカギに。また、きのこ類は元気の気を補ってくれ免疫力を高めるのにぴったり。夏バテを引きずらないよう、さんま、鮭の疲労回復効果にも頼って。

邱先生の〈秋〉の女性力UP養生法

秋は、自然界と同様、実りの季節。妊娠を望むのであれば、春と同じく、暑くもなく寒くもないこの季節に、ぜひチャレンジしてほしいと思います。ただ、秋口は台風シーズンでもあるので、気圧や天気の変化が多いとき。不安定な気候に翻弄され、心まで不安定になる人もいるので、しっかり養生をしていきましょう。天気に左右されないためには、早寝早起きを心がけて自分の中にリズムをつくるように。また、夏バテが残っている人は、早いうちから気を高めて、元気をとり戻していきましょう。夏に冷たい物を食べすぎると、秋に胃腸の不調が出やすいので、胃腸にやさしい食事やお腹を温めることも必要になります。

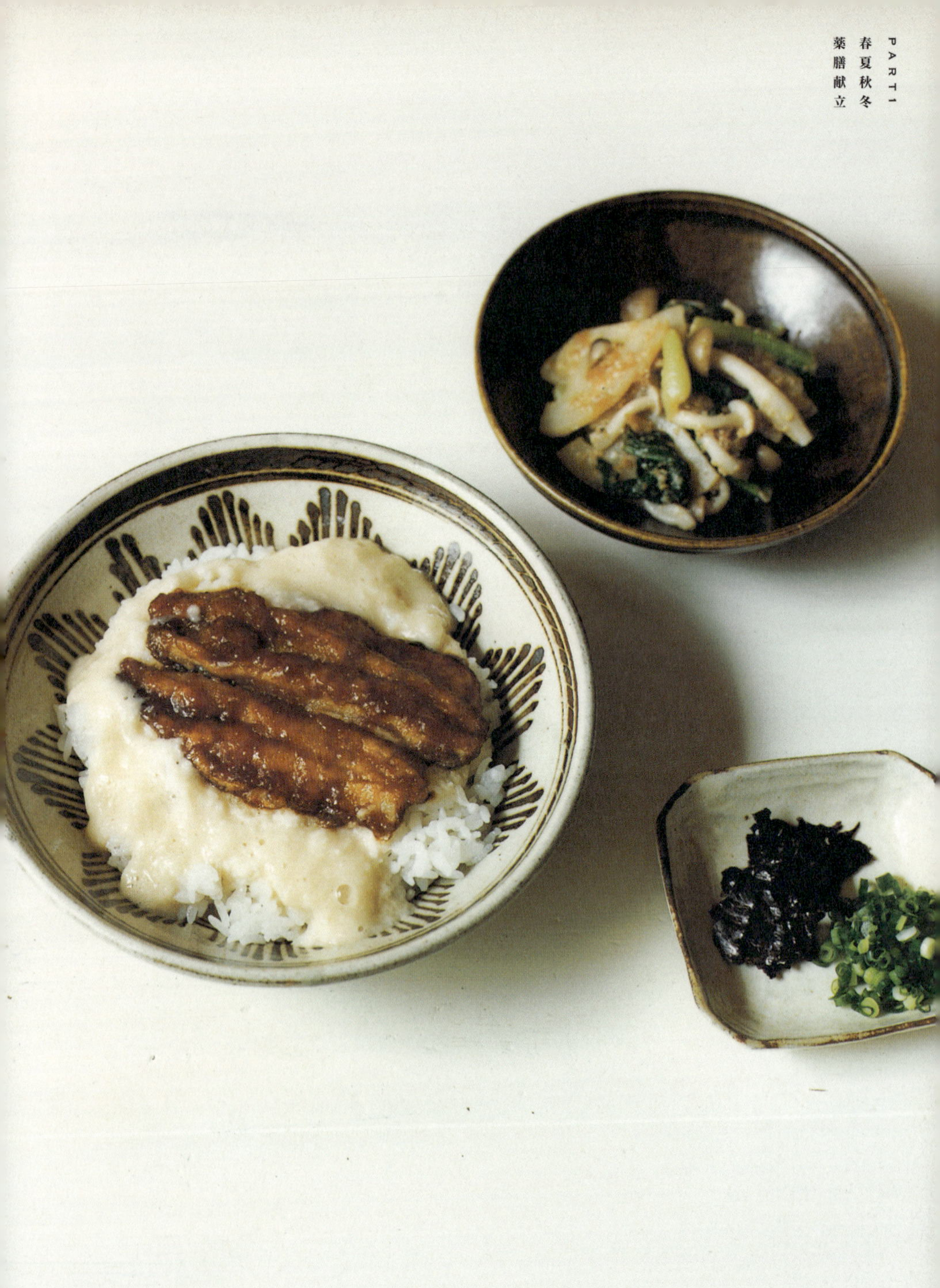

秋の薬膳献立 1　いわしの蒲焼きのせとろろ丼／れんこんとしめじの梅ごま和え（レシピはP.53）

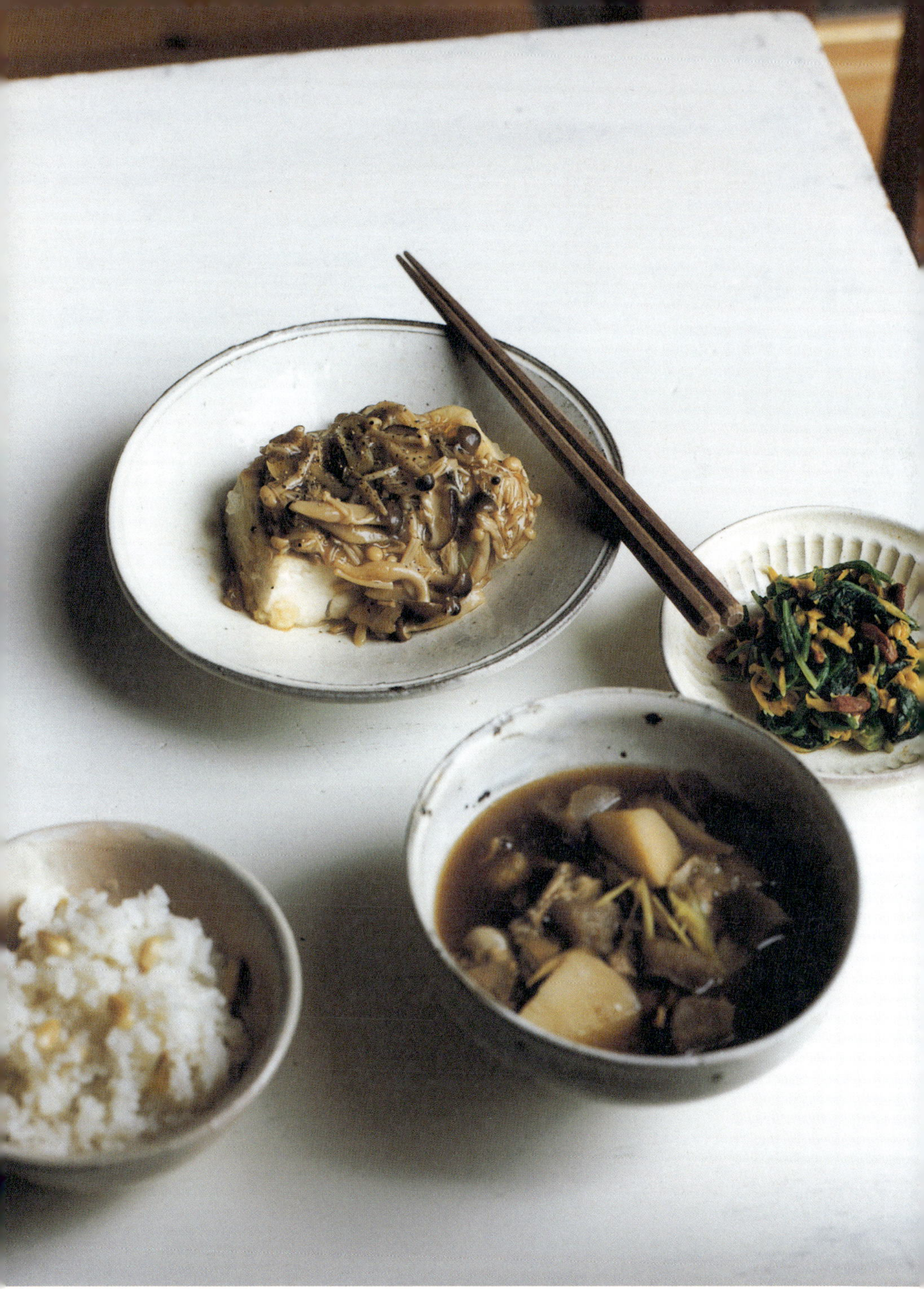

秋の薬膳献立 2　豆腐のきのこたっぷりあんかけ／松の実ごはん／ほうれんそうとクコのきなこ和え／いも煮汁 (レシピはP.54)

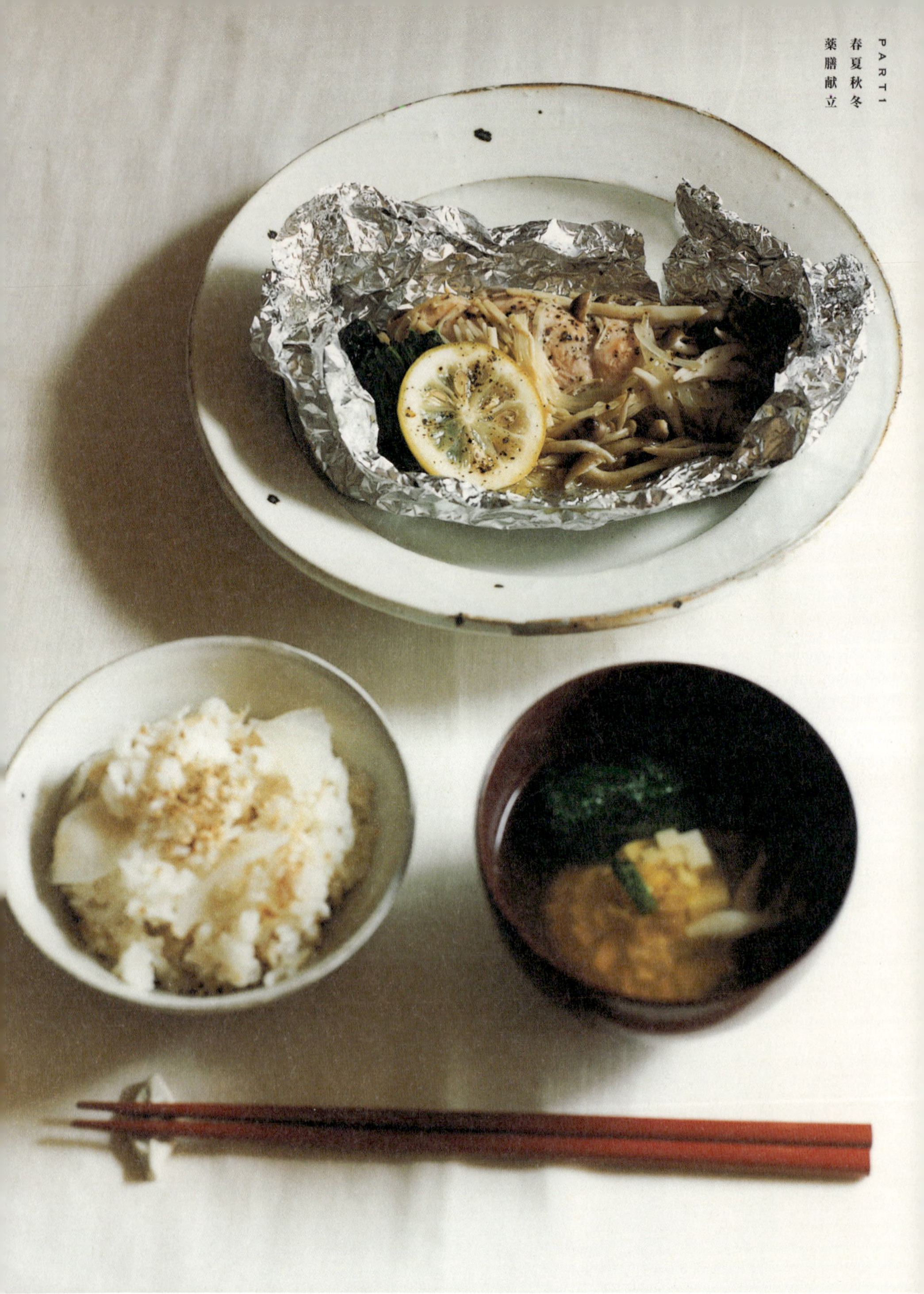

秋の薬膳献立 3　鮭のホイル焼き／ホタテと大根の炊き込みごはん／菊花豆腐のお吸い物（レシピはP.56）

P.50

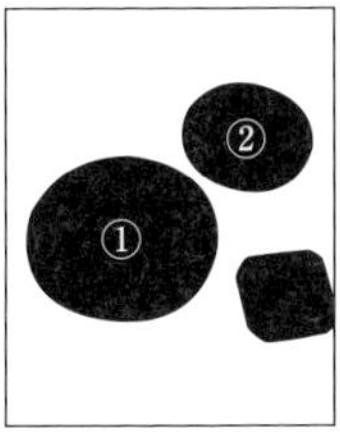

秋の薬膳献立 1

いわしの蒲焼きのせとろろ丼
れんこんとしめじの梅ごま和え

① いわしの蒲焼きのせとろろ丼

気を補って元気をつけてくれる旬のいわしと滋養強壮効果の高い長いもを使ったどんぶり。いわしには血の巡りをよくする働きもあるので、シミやくすみ、肩こりなどが気になる方にもおすすめ。甘辛いいわしの蒲焼きに、白味噌風味のとろろが絶妙な味わい。

《材料2人分》

ごはん　2膳
いわし　2尾
酒　小さじ2
しょうが汁　少々
片栗粉　適量
ごま油　少々

〈たれ〉
しょうゆ　大さじ1
はちみつ　大さじ1
酒　大さじ2

〈とろろ〉
長いも　½カップ
昆布かつおだし(P.70参照)　大さじ2
白味噌　小さじ2
薄口しょうゆ　小さじ1

万能ねぎ(小口切り)　適量
刻みのり　適量

〈作り方〉

① いわしは頭を落として開きにして、中骨と腹骨を取り、酒としょうが汁をかける。

② ①の両面に片栗粉をまぶし、ごま油を熱したフライパンで皮目から両面にこんがり焼き色がつくまで焼く。

③ たれの材料を混ぜあわせてフライパンに流し入れ、弱火にかけながら全体にからめる。

④ 昆布かつおだしに白味噌と薄口しょうゆを加えてよく混ぜ、すりおろした長いもを加えてかき混ぜる。

⑤ ごはんの上に④をかけて③をのせ、刻みのりと万能ねぎをのせる。

② れんこんとしめじの梅ごま和え

れんこんは、乾燥しがちな秋の体を潤し脾の働きを高めて食欲不振や慢性の下痢の解消に役立つほか、血を補い巡りをよくするので美肌効果も期待できます。しめじは気と血を補い便秘や肌の乾燥にもよいでしょう。梅ごま風味で和えることで、潤い効果もさらにパワーアップ！

《材料2人分》

れんこん　80g
しめじ　40g(¼パック)
チンゲン菜　1株

Ⓐ
梅肉　梅干し1個分
白すりごま　大さじ1
しょうゆ　小さじ½
みりん　小さじ¼
昆布かつおだし(P.70参照)　大さじ1と½

〈作り方〉

① れんこんは皮をむき、薄いイチョウ切りにして、水にさらす。しめじは石づきを取ってほぐしておく。

② チンゲン菜は根元をよく洗って熱湯で茎からゆで、ざるにあげ4cm長さに切る。しめじとれんこんもさっとゆでる。

③ Ⓐの材料を混ぜあわせ、水気を切った②とよく和える。

P.51

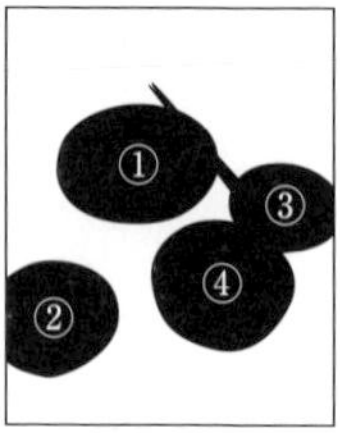

秋の
薬膳献立
2

豆腐のきのこたっぷりあんかけ
松の実ごはん
ほうれんそうとクコのきなこ和え
いも煮汁

① 豆腐のきのこたっぷりあんかけ

潤い効果の高い豆腐に、秋になると特に食べたくなるきのこ類をたっぷり使った和風だしの温かいあんをかけました。きのこ類は気を補い元気をつけて、疲れの解消、食欲不振などに有効です。にんにくとねぎが体を温め、血流をよくしてくれます。

《材料2人分》
絹ごし豆腐　1丁
しいたけ　2枚
しめじ　¼パック
えのき　¼パック
長ねぎ　¼本
にんにく（みじん切り）　½片分
Ⓐ「昆布かつおだし（P.70参照）　1カップ
　しょうゆ　大さじ1と½
　みりん　大さじ½
　酒　大さじ½
Ⓑ「片栗粉　小さじ1
　水　小さじ1
ごま油　少々
塩、粗挽き黒こしょう　少々

〈作り方〉
① 豆腐は4等分し、ペーパータオルで包んで水気を取り、片栗粉（分量外）を両面にまぶす。
② ①に塩、粗挽き黒こしょうをふる。フライパンにごま油を熱し、両面がきつね色になるまで焼く。
③ 長ねぎは斜め薄切りにする。きのこはすべて石づきを取り、しいたけは1㎝幅の薄切り、えのきは半分の長さに切り、しめじは小房に分ける。
④ Ⓐを煮立てて、にんにくのみじん切りと③を加え、中火でしんなりするまで煮る。
⑤ ④にⒷの水溶き片栗粉を入れ、とろみをつける。
⑥ ②を器に盛り、⑤をかける。

② 松の実ごはん

肺と腸を潤すことで、秋に気になる肌の乾燥、便秘、から咳などの改善に効果的な松の実をお米と一緒に炊き込みました。から炒りした松の実の香ばしい香りが食欲を誘います。松の実は別名を海松子《かいしょうし》と呼び、生薬としても用いられています。

《材料2人分》
米　1合
松の実　20g

〈作り方〉
① 米はといで、ざるにあげておく。
② 松の実はフライパンで軽く焼き目がつくまでから炒りする。
③ 炊飯器に、といだ米と②と水（1合の目盛りまで）を入れて普通に炊く。

③ ほうれんそうとクコのきなこ和え

血を補うほうれんそうは、貧血などに効果的で、かさついた肌を潤す効果も。菊花は、風邪によるのどの痛みの改善や疲れ目に役立ちます。滋養強壮効果が高く、老化防止によいクコの実も加えた色鮮やかな和え物は、きなこ衣のほのかな甘みが不思議とベストマッチ！　きなこの原料である大豆は虚弱体質の改善によいとされています。

《材料2人分》

ほうれんそう　½束（130g）
クコの実　大さじ1
食用菊　8個
〈和え衣〉
Ⓐ
- きなこ　大さじ1と½
- ポン酢しょうゆ　大さじ2
- しょうが汁　小さじ1

〈作り方〉

① 菊は花びらだけをちぎって、酢少々（分量外）を加えた熱湯でさっとゆでて、ざるにあげる。
② クコの実は、ぬるま湯で戻して余分な水分を切っておく。
③ ほうれんそうは塩少々（分量外）を加えた熱湯でゆで、冷水にさらして水気を切り、3㎝長さに切る。
④ すべての材料を混ぜておいたⒶと和えて器に盛る。

④ いも煮汁

東北地方の郷土料理・いも煮汁には、秋に起こりやすいトラブルを防ぐ知恵がいっぱい！　いも煮に欠かすことができない里いもは、脾と胃の機能を高めて慢性疲労の改善に役立ち、咳や痰の解消にも有効です。ごぼうは気の巡りをよくして便秘の改善に効果的。体に潤いを与える豚肉も加えて、栄養満点な汁物のでき上がり。

《材料2人分》

里いも（中）　2個
ごぼう　40g
まいたけ　¼パック
こんにゃく（アク抜き済みのもの）　50g
豚バラ薄切り肉　100g
長ねぎ　⅓本
昆布かつおだし（P.70参照）　3と½カップ
しょうゆ　大さじ2
みりん　大さじ2
酒　大さじ1
ゆずの皮　少々

〈作り方〉

① 里いもは皮をむき、塩（分量外）でもんでぬめりを取り、食べやすい大きさに切る。
② ごぼうはタワシで洗い、皮つきのままささがきにし、軽く水にさらす。
③ まいたけは食べやすい大きさにさき、こんにゃくは一口大に手でちぎっておく。
④ 豚肉は2㎝長さに切り、酒少々（分量外）をふりかける。
⑤ 鍋に④を入れて中火にかけ、軽く炒めて一度取り出す。
⑥ ⑤の鍋に昆布かつおだし、里いも、ごぼうを入れ、やわらかくなるまで、アクを取りながら中火で煮る。
⑦ まいたけ、こんにゃく、しょうゆ、みりん、酒を入れ、さらに煮たら、⑤の豚肉と斜め切りにした長ねぎを加え、さっとひと煮立ちさせて器によそい、ゆずの皮の千切りを飾る。

P.52

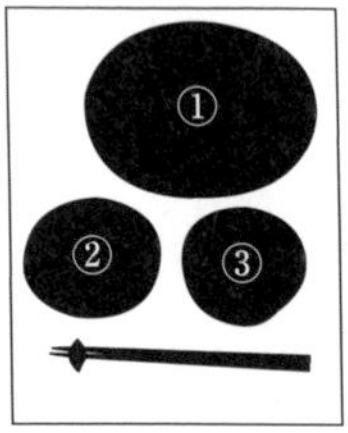

秋の
薬膳献立
3

鮭のホイル焼き
ホタテと大根の炊き込みごはん
菊花豆腐のお吸い物

① 鮭のホイル焼き

秋に旬を迎える鮭は、お腹を温め消化能力を高めてくれる食材。日頃から胃腸が弱く疲れやすい人や冷え症に悩む方におすすめです。鮭と一緒にきのこやほうれんそうなどの気や血を補ってくれる野菜を蒸し焼きにすることで、一品で簡単に、かつバランスのよいおかずを作ることができます。

《材料2人分》
生鮭(切り身)　2切れ
ほうれんそう　½束(130g)
玉ねぎ　⅛個
しめじ　½パック(50g)
えのき　⅓パック(30gくらい)
ゆず、またはレモンなどの柑橘類の輪切り　2枚
塩、粗挽き黒こしょう　各少々
酒　少々
オリーブオイル　小さじ2
バター　10g

〈作り方〉
① 生鮭は、塩、粗挽き黒こしょう、酒をふりかけておく。
② ほうれんそうはゆでて、冷水にさらして水気を切り、5cm長さに切る。
③ 玉ねぎは薄切り、しめじは石づきを取って小房に分け、えのきは半分の長さに切る。
④ アルミホイルを一人当たり30cm長さに切り、中央にオリーブオイルを薄く塗り、鮭をのせる。
⑤ 鮭の上に②と③をのせ、軽く粗挽き黒こしょうをふり、酒をかけたら、バターとゆずの輪切りをのせる。
⑤ ホイルを三つ折りにし、両端を折りあげ、中から汁などがもれないようにしたら、フライパンにのせてふたをして中火で6分程度加熱する。鮭に火が通ったらでき上がり。※食べるときに、お好みでポン酢しょうゆを少しかけてもおいしい。

② ホタテと大根の炊き込みごはん

薬膳での秋のテーマカラーである白い食材ばかりを使ったこんなごはんもおすすめです。ホタテは、体を潤して口やのどの渇きやドライアイを癒してくれます。大根は、消化を助け、胃腸の不調に効果的なほか、気の巡りをよくしてくれるのでイライラ解消にも有効です。秋は新米の季節。おいしいお米をしっかり食べて元気をつけましょう。

《材料2人分》
米　1合
ホタテ缶詰(ほぐし身)　½缶
大根　80g
万能ねぎ(小口切り)　少々
酒　大さじ½
塩　適量

〈作り方〉

①米はといでざるにあげ水気を切る。

②大根は皮をむいて、イチョウ切りにする。

③米を炊飯器に入れ、大根、ホタテ缶詰（汁ごと）、酒を入れたら1合の目盛りまで水を注いで普通に炊く。

④炊きあがったら少し蒸らし、味を見て塩気が足りなければ、塩少々をふりかけて混ぜ、器に盛り万能ねぎを飾る。

③ 菊花豆腐のお吸い物

お味噌汁もいいですが、秋になるとしみじみおいしいだしの味と香りをシンプルに味わえるお吸い物が飲みたくなります。体を潤し、乾燥した空気から身を守るお豆腐は、ちょっと手をかけ菊の花に見立てると、お客さまのおもてなしにも喜ばれる一品になります。

《材料2人分》

絹ごし豆腐　⅓丁
春菊　30g
しめじ　20g
食用菊　1個
Ⓐ
- 昆布かつおだし（P．70参照）（吸い物用に濃いもの）　1と½カップ
- 薄口しょうゆ　小さじ1
- 塩　少々

ゆずの皮　少々

〈作り方〉

①豆腐はクッキングペーパーで包んで余分な水分を取る。

②①を半分に切り、下まで切り落とさないように気をつけながら豆腐の高さの⅔くらいまで細かい格子状に包丁を入れる。

③春菊はさっとゆでて余分な水気を切り、4㎝長さに切る。しめじは石づきを取りほぐしておく。食用菊は酢少々（分量外）を入れた熱湯でさっとゆでておく。

④Ⓐを鍋に入れ、沸騰直前まで温めたらしめじと豆腐をそっと入れる。

⑤3分程度加熱し、豆腐が温まったら器に豆腐、しめじ、春菊、食用菊を盛りつける。

⑥再度熱くなるまで温めただしを⑤に注ぎ、ゆずの皮の千切りを飾る。

冬

WINTER

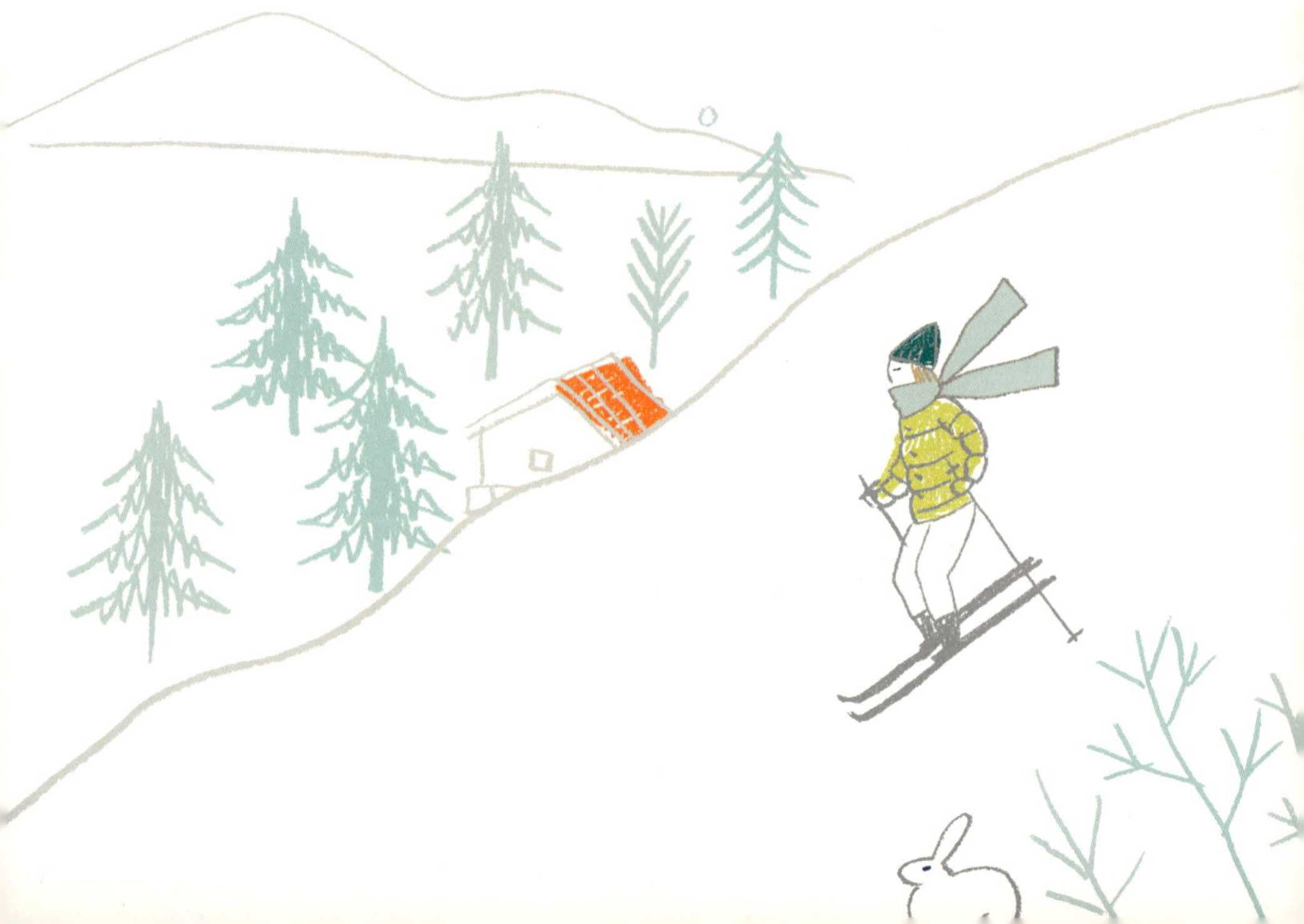

補腎を強化し、しっかりエイジングケアをしておく時期

冬の寒さは、体を緊張させ、血の巡りを悪くし、手足の冷えや下痢、腰痛や関節の痛みなどを引き起こしやすくします。また、中医学では冬に関わりの深い五臓は「腎」。腎は、泌尿器系の働きのほか、体内の水分調節や、生命力を蓄えるという重要な役目を果たしています。そのため、人間の成長や老化、生殖活動とも深く関わっていて、腎が弱まると老化のスピードが早まり、白髪が増える、骨がもろくなる、全身が冷えやすい、不妊や生理不順……といったトラブルも招きやすくなります。そこで、冬の薬膳は、体を内側から温めて気・血・津液（P.125）の巡りをよくする食材や腎の働きを補う食材を選ぶことがポイントになります。薬膳では腎を補う食材には、黒米や黒豆に代表されるように黒い食材が多いといわれているので、色を意識してとり入れてみるのもいいでしょう。冬の間に、しっかり体を温めて、腎をいたわることは、何よりのエイジングケアにつながります。そして、エネルギーを蓄えるべきこの時期は、無理な運動はなるべくせずに、体力の消耗を避け、睡眠もしっかりとって体を休めましょう。

冬にとり入れたい食材

老化が早まりがちな冬におすすめなのが黒豆、ひじき、黒ごま、黒きくらげなどの黒いものや、えび、ホタテ、長いも、くるみ、なつめなどのアンチエイジング食材。体を温めるかぶ、かぼちゃ、しょうが、ねぎ、鶏肉、羊肉もとり入れてみて。

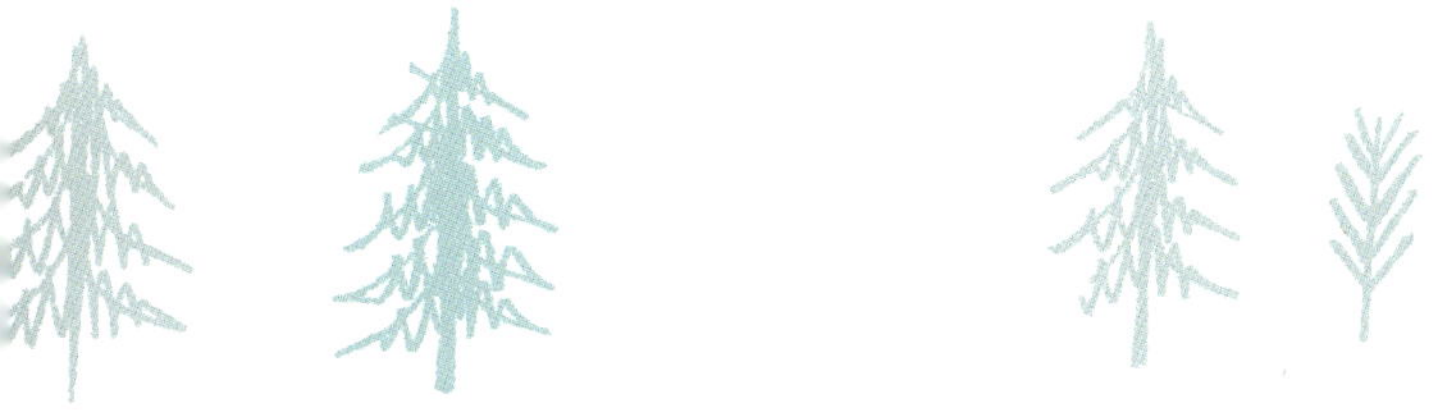

邱先生の〈冬〉の女性力UP養生法

私たちの体も自然界も、冬は「蓄える」時期。寒い冬は動きたくなくなるので、血流が悪くなりがちですが、なるべく体を動かしたり、カイロなどでしっかり冷え予防をしたり、食事を温かいメニュー中心にするなどを心がけて。こうした養生の習慣で冬場に血流が悪くならないようにしておけば、むしろ良質な血の「貯金」ができるシーズンでもあるので、妊娠を望む方は気候のいい春にそなえるという考え方もあります。ただ社会的環境でいうと、正月などまとまってお休みをとれるときのほうが、心にも余裕があり、体外受精などの時間もつくりやすくトライしやすい時期ではあります。その場合はしっかり瘀血対策をし、血流を整えれば不利ではありません。

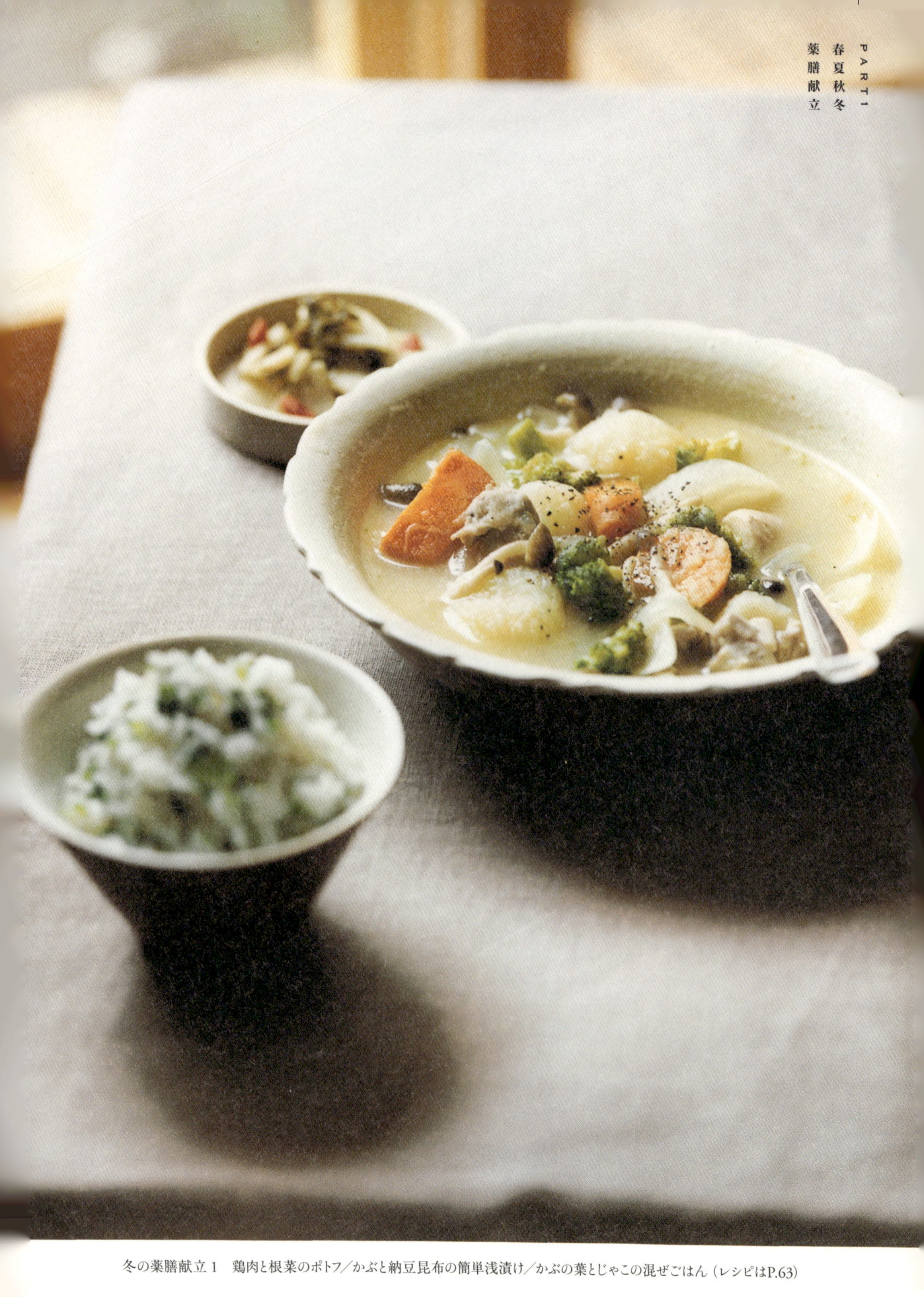

冬の薬膳献立 1　鶏肉と根菜のポトフ／かぶと納豆昆布の簡単浅漬け／かぶの葉とじゃこの混ぜごはん (レシピはP.63)

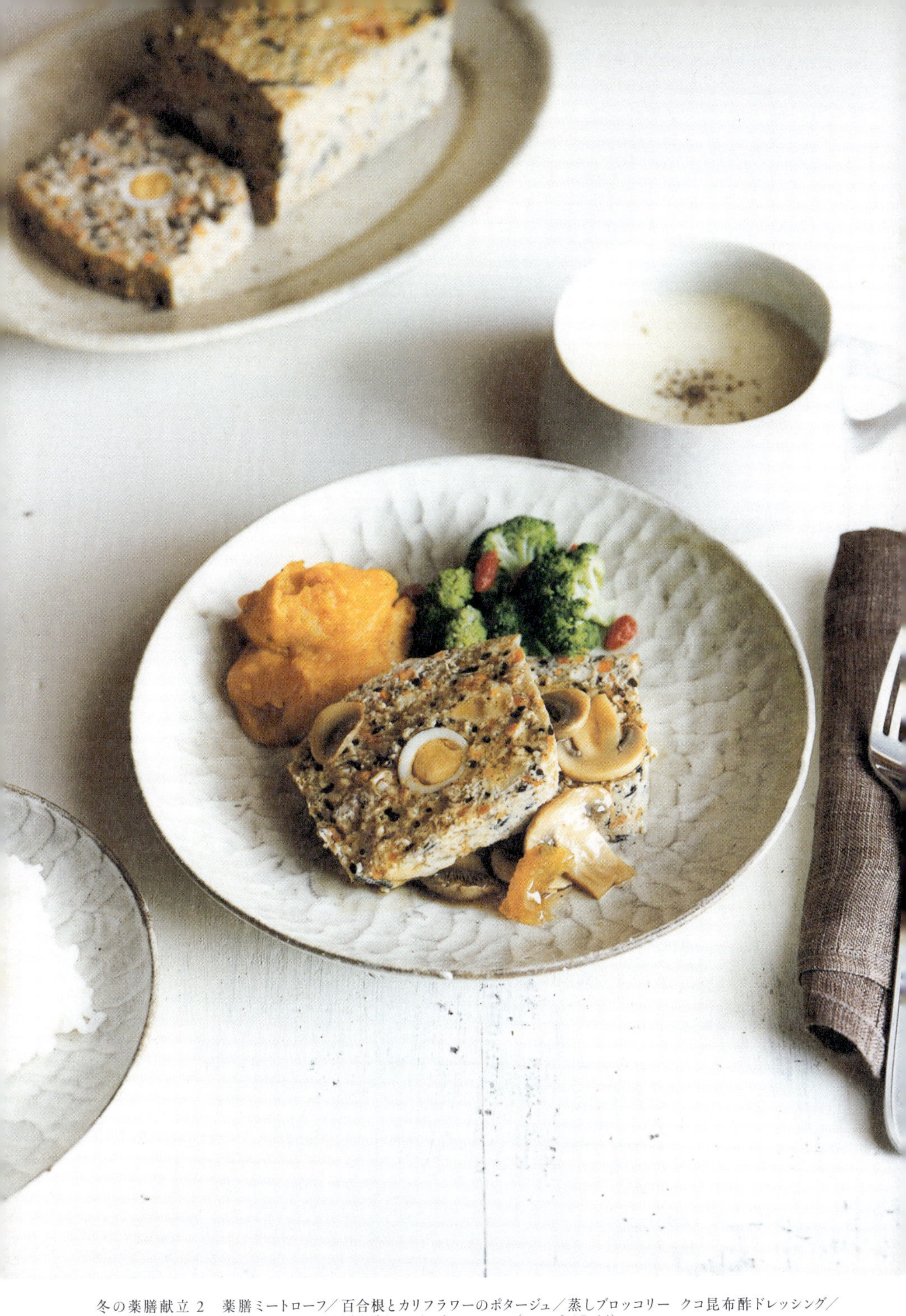

冬の薬膳献立 2　薬膳ミートローフ／百合根とカリフラワーのポタージュ／蒸しブロッコリー クコ昆布酢ドレッシング／
かぼちゃとじゃがいものマッシュ(レシピはP.64)

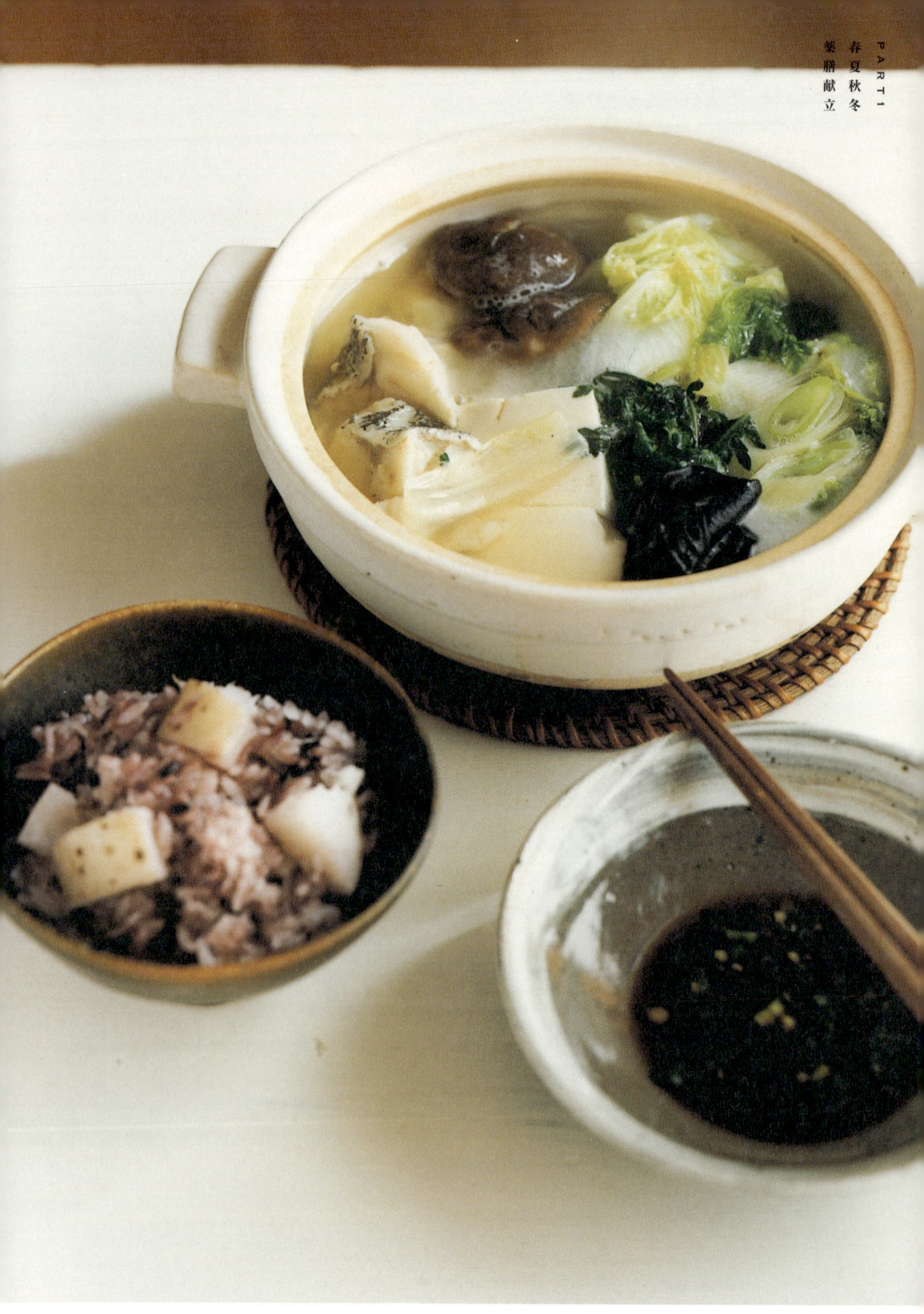

冬の薬膳献立 3　たらと白菜のあっさり鍋／長いもと黒米の炊き込みごはん(レシピはP.66)

P.60

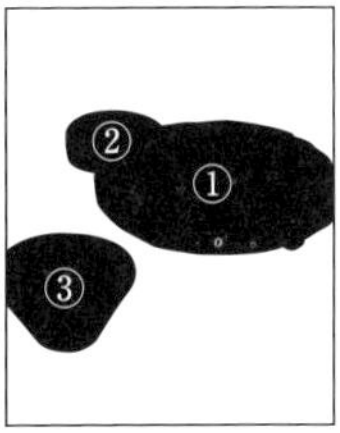

冬の
薬膳献立
1

鶏肉と根菜のポトフ
かぶと納豆昆布の簡単浅漬け
かぶの葉とじゃこの混ぜごはん

① 鶏肉と根菜のポトフ

体を温めて疲労や体力不足に効果的な鶏肉と根菜のポトフ。セロリの葉を入れることで、気の巡りがよくなるだけでなく、スープに深い旨味が出ます。多めに作ったほうがだしが出ておいしくなるので、夕ごはんはもちろん、余ったらパンと一緒に朝ごはんにと活躍させて。

《材料2~3人分》
鶏もも肉　100g
塩、こしょう、酒　各少々
じゃがいも(大)　2個
玉ねぎ　1個
にんじん　1本
ブロッコリー　¼個
しめじ　½パック
Ⓐ
水　3と½カップ
ローリエ　1枚
セロリの葉　½本分
塩、粗挽き黒こしょう　各少々

〈作り方〉
① 鶏もも肉は余分な皮を取り食べやすい大きさに切り、塩、こしょう、酒をまぶし下味をつける。
② 玉ねぎは半分に切ったものを4等分のくし切りに、じゃがいもは半分を四つ割り、にんじんは乱切りにする。ブロッコリーは小房に分ける。しめじは石づきを取って小房に分ける。
③ 深鍋を熱し、①を入れて焼き、肉の色が変わったらⒶ、ブロッコリー以外の野菜を加えて煮立てる。沸騰したらアクを取り除き、ふたをして野菜がやわらかくなるまで煮る。
④ 下ゆでしたブロッコリーを③に加え、塩、粗挽き黒こしょうで味をととのえる。

② かぶと納豆昆布の簡単浅漬け

かぶは生でも体を温めるといわれています。消化を助けてくれるかぶを、納豆昆布と和えた浅漬けは、ゆずの香りとクコ昆布酢の鮮やかな赤色がアクセント。常備しておくと、あと一品欲しいというときに便利です。

《材料2人分》
かぶ　1個
納豆昆布　小さじ2
塩　少々
クコ昆布酢(P.69参照)
大さじ1と½
ゆずの皮　少々

〈作り方〉
① かぶは4等分して5㎜厚さのイチョウ切りにし、納豆昆布と塩と一緒にビニール袋に入れてよくもみ、しばらくおく。
② ①の余分な水分を捨て、クコ昆布酢とゆずの皮の千切りを入れてよく混ぜる。

③ かぶの葉とじゃこの混ぜごはん

薬膳には一物全体という考え方があり、食べ物はすべて丸ごと食べるほうがバランスがいいとされています。ときには、こんなごはんにすることで、根ばかりでなく緑の葉の部分も余すところなく使い切りましょう。

《材料2人分》
米　1合
かぶの葉　1個分
ちりめんじゃこ　大さじ1
白ごま　大さじ½

〈作り方〉
① かぶの葉はさっと塩ゆでし、細かく刻み水気をしぼる。
② 炊いたごはんに、①とちりめんじゃこ、白ごまを入れてよく混ぜる。

P.61

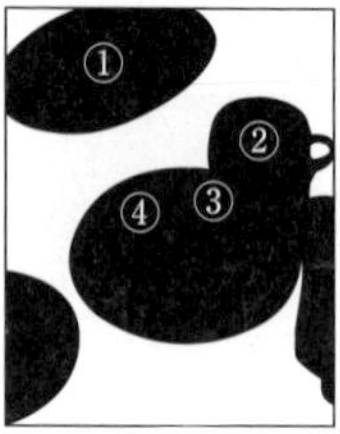

冬の薬膳献立 2

薬膳ミートローフ
百合根とカリフラワーのポタージュ
蒸しブロッコリー　クコ昆布酢ドレッシング
かぼちゃとじゃがいものマッシュ

① 薬膳ミートローフ

クリスマスメニューや、友人の集まりなどへの手みやげとしても使えるミートローフも、食材の組み合わせを意識すると立派な季節の薬膳料理に。ひじきは腎に働き、老化防止や貧血予防に効果的。うずら卵は、五臓の働きを高め、慢性疲労や体力不足に役立ちます。

《材料 パウンド型(18×8㎝) 1台分》
Ⓐ
豚ひき肉　200g
鶏胸ひき肉　200g
玉ねぎ(みじん切り)　中1個(150g)
芽ひじき　8g(水で戻す)
にんじん(みじん切り)　⅔本(90g程度)
にんにく(みじん切り)　½片分
溶き卵　1個分
塩、粗挽き黒こしょう、ナツメグ　各少々

麩　10g
豆乳　大さじ3
うずら卵(水煮)　8個
オリーブオイル　少々

〈ゆずきのこソース〉
Ⓑ
昆布かつおだし(P.70参照)　150㎖
しょうゆ　大さじ1
マッシュルーム(薄切り)　4個分

ゆず果汁　½個分
ゆずの皮　少々
塩　少々
Ⓒ
片栗粉　小さじ1
水　小さじ1

〈作り方〉
① 麩は手で細かくちぎり、豆乳に浸す。
② ボウルに①とⒶを入れて、粘り気が出るまでよく混ぜあわせる。
③ パウンド型の内側にオリーブオイル(分量外)を塗り、②を半量詰め、うずら卵を縦一列に並べ、残りの②を詰める。ふきんをしいた上にパウンド型をトントンと落として表面をならす。
④ 170℃に予熱したオーブンで40分程度焼く(焼いたあとは、型に入れたまま竹串を刺して透明な汁が出てくれば焼き上がり。冷まして粗熱を取る)。

⑤ 小鍋にⒷの材料を入れて軽く煮立てたら、ゆず果汁を加え、Ⓒの水溶き片栗粉を加えて再度ひと煮立ちさせ、味をみて塩で味をととのえる。
⑥ ④を2㎝程度の厚さに切り分け、⑤のソースをかけ、すりおろしたゆずの皮をのせる。

② 百合根とカリフラワーのポタージュ

お正月くらいしか食べないという人も多い百合根ですが、薬膳では百合《びゃくごう》と呼ばれ、イライラを鎮めて気持ちを落ち着かせる働きのある生薬として用いられています。腎を補い胃腸の調子も整えるカリフラワーとあわせたスープは、やさしい味わい。

《材料2人分》
百合根　50g
カリフラワー　50g
玉ねぎ　⅛個
長ねぎ　5㎝長さ
米　大さじ1
オリーブオイル　大さじ1
鶏手羽先スープ(P.71参照)　1と½カップ
豆乳　½カップ
塩　少々
粗挽き黒こしょう　少々

〈作り方〉
① 百合根は1枚ずつはがし、カリフラワーは小房に分ける。長ねぎは小口切り、玉ねぎはみじん切りにする。
② 鍋にオリーブオイルを熱し、①を炒め全体にオイルがまわったら、鶏手羽先スープを加える。煮立ったら米を入れて弱火で15分程度煮る。
③ ②を火からおろし、ハンドミキサーにかける。
④ ③に豆乳を加え弱火で温め、塩、粗挽き黒こしょうで味をととのえる。※豆乳の分離を防ぐため、豆乳を加えてからは必ず弱火で加熱しすぎない。

③ 蒸しブロッコリー クコ昆布酢ドレッシング

腎の機能を高め、元気をつけてくれるブロッコリーは、虚弱体質の改善に効果的。蒸し野菜にして、クコ昆布酢ドレッシングをかけると、彩りも美しく、いくらでも食べられてしまいます。付けあわせとしても重宝。

《材料2人分》
ブロッコリー　½個
水　50㎖
塩　少々
クコ昆布酢(P.69参照)　適量

〈作り方〉
① ブロッコリーは小房に分ける。
② フライパンに、①と水、塩を入れ、ふたをして3分程度火が通るまで強火で加熱する。
③ 蒸し焼きにしたブロッコリーにお好みの量のクコ昆布酢をかける。

④ かぼちゃとじゃがいものマッシュ

かぼちゃとじゃがいもは、どちらも気を補って、疲労回復に効果的な野菜です。かぼちゃは、温性で体を温める働きもあるので、冷え症さんにもおすすめ。豆乳と一緒にマッシュにすることで、心身の疲れを癒す働きもさらにアップします。

《材料2人分》
かぼちゃ　正味100g
じゃがいも　½個
水　50㎖程度
豆乳　30㎖程度
塩、粗挽き黒こしょう　各少々

〈作り方〉
① かぼちゃとじゃがいもは皮をむき、5㎜厚さの一口大に切る。
② 水とともに①をフライパンに入れ、ふたをして中火にかけ8分程度蒸し煮にする（焦がさないように注意）。
③ 火が通ったら、ボウルにうつして熱いうちにつぶして豆乳で固さを調節し、塩、粗挽き黒こしょうで味をととのえる。
※豆乳の量は、かぼちゃとじゃがいもの蒸し上がりの固さに応じて、少しずつ様子を見ながら加えて調節を。

P.62

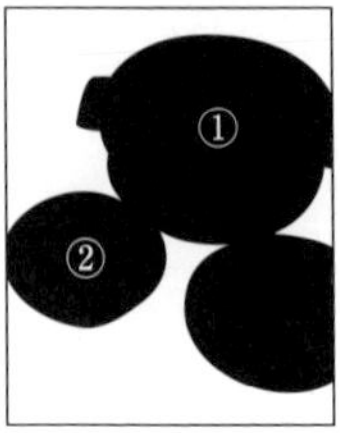

冬の薬膳献立 3

たらと白菜のあっさり鍋
長いもと黒米の炊き込みごはん

① たらと白菜のあっさり鍋

淡白であっさりとした味ながら、気と血を補う働きのあるたらは、慢性疲労や食欲不振気味の方には特におすすめの食材。白菜やねぎなどの旬の食材とあわせて、あったかお鍋でどうぞ。黒きくらげは、血液の流れをよくしてくれます。

《材料2人分》

生たら　2切れ
白菜　4枚
春菊　60g
豆腐　½丁
長ねぎ　½本
しいたけ　4枚
黒きくらげ（乾燥）　8g
万能ねぎ（小口切り）　適量
ポン酢しょうゆ　適量
昆布　5㎝×10㎝
水　3と½カップ
酒　大さじ2

〈作り方〉

①土鍋に分量の水と昆布を入れて、15分程度おいておく。
② たらは3等分に切り分け熱湯をかけたあと冷水にとり水気をふき取る（臭みを取るため）。
③ 白菜は葉をざく切り、芯は食べやすいように細切りにする。春菊はざく切り、豆腐は4等分にし、長ねぎは斜め切り、しいたけは石づきを取り、飾り包丁を入れる。黒きくらげは水で戻して、食べやすい大きさに切る。
④ 土鍋に酒を加え中火にかけ沸騰直前に昆布を取り出し、沸騰したらアクを取り、たらと白菜、しいたけ、黒きくらげ、豆腐、長ねぎを加え煮る。
⑤ アクが出たら取って最後に春菊を加えて、さっと火を通す。ポン酢と万能ねぎでいただく。

② 長いもと黒米の炊き込みごはん

腎と脾の働きを高める黒米は、老化を防止するほか、気力体力を補う効果が期待できます。滋養強壮作用のある長いもはあえて大きめに切って、お米と一緒に炊きましょう。加熱した長いも独特のほっくり感がごはんとよくあいます。

《材料2人分》

長いも　80g（2㎝長さ程度）
黒米　大さじ1
米　1合

〈作り方〉

① 黒米と白米はといで、30分程度浸水しておく。
② 長いもは水洗いし、ふきんで水気をふいたら皮付きのまま2㎝厚さの輪切りにしたものを4等分のイチョウ切りにする。
③ 炊飯器に①を入れ、1合の目盛りまで水を注ぎ②を加えて炊く。
※長いものヒゲ根が気になる場合は、コンロの火であぶる。

COLUMN ②

女性の味方！ 薬膳食材いろいろ

薬膳のレシピにはおなじみの顔ぶれ。でも今まで食卓では
見たことのなかったものも多いはず。その素晴らしい食材パワーを
実感し、日々のレシピにもぜひ気軽にとり入れてみて！

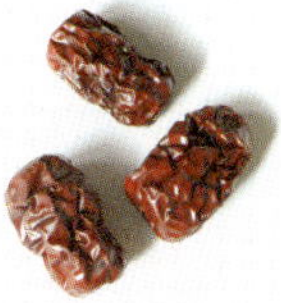

なつめ

「1日3個食べたら年をとらない」といわれるほど老化防止に効果が。乾燥なつめは15分ほど煮出すと、やわらかくなります。

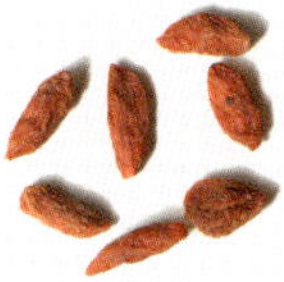

クコの実

肝と腎の機能を高め、アンチエイジングの強い味方。免疫力を高める効果があり、眼精疲労にも効きます。料理の彩りとしても。

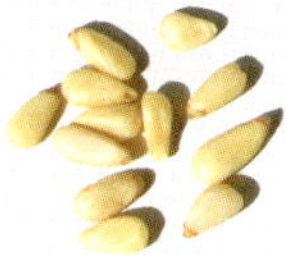

松の実

肺や腸を潤して、便秘や美肌効果が期待できます。ポリポリとそのまま食べてもおいしい。

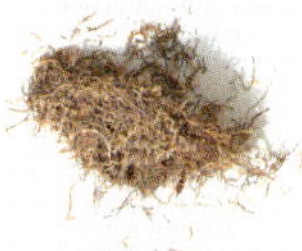

とうもろこしのひげ

天日に1日干し、から炒りしてお湯を入れるだけで、ひげ茶になります。むくみに効果大。

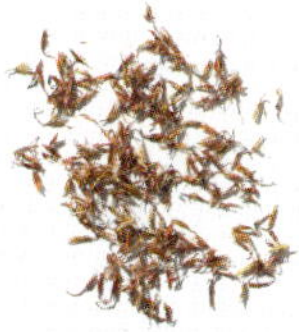

紅花

血の巡りを改善してくれ、瘀血対策には効き目絶大！ お湯に入れてお茶にすると飲みやすい。ただし妊娠中は禁忌。

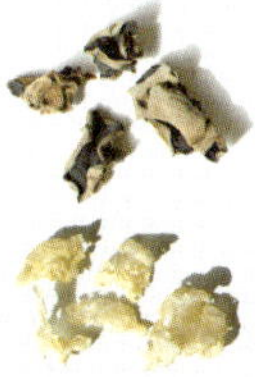

黒きくらげ 白きくらげ

黒きくらげは、血を補い浄化するので、瘀血に最適な食材。白きくらげは、美肌効果もてきめん。

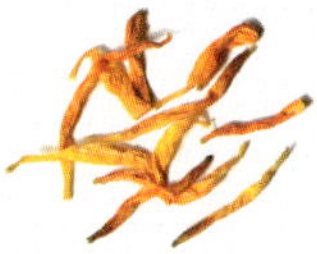

金針菜《きんしんさい》

ユリ科の花のつぼみ。貧血や、憂鬱な気持ちの解消にも最適で、スープなどにパッと入れると色味もあって華やぎます。

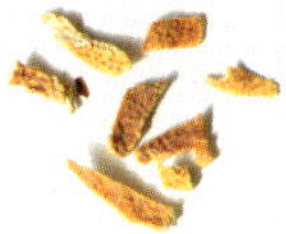

陳皮《ちんぴ》

みかんの皮を干したもの。胃を活発にし、ストレスを発散させすっきりとした気分にさせてくれる効果が。肉料理の臭み消しにも◎。

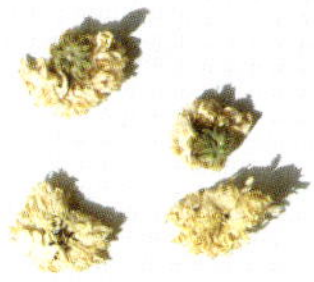

菊花

解毒作用がある菊花茶は、のどの痛みなどの炎症や頭痛緩和にも効果が。乾燥菊花をお湯に入れてお茶にすると簡単にとり入れられます。

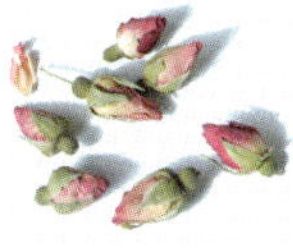

マイカイカ

ハマナスの花のつぼみを乾燥させたもの。お茶などでいただく。月経痛、生理不順、更年期障害のほか、イライラの解消にも効果が。

食材が手に入るSHOP

日本橋「古樹軒」

ふかひれなどの中華食材専門店で、薬膳食材も幅広く購入できるオンラインショップ。
http://www.hukahire.com/kojuken/

「薬日本堂」

漢方の相談員が個々に相談を受けながら、漢方をとり入れたライフスタイルを提案する専門店。オンラインショップも。
http://www.nihondo.co.jp/

「野澤屋」

上野アメ横のセンタービルB1にあり。そのほかアメ横では「むら珍食材」という店もおすすめ。
http://www.nozawaya.com/

COLUMN ③

おすすめの調味料

おいしい料理を作るためには、お気に入りの調味料があると心強いものです。
特に、忙しくて手のこんだ料理ができないという方こそ、
調味料には、少しこだわってください。それだけで
料理自体がグググッとおいしくなり、体も喜ぶのがわかります。

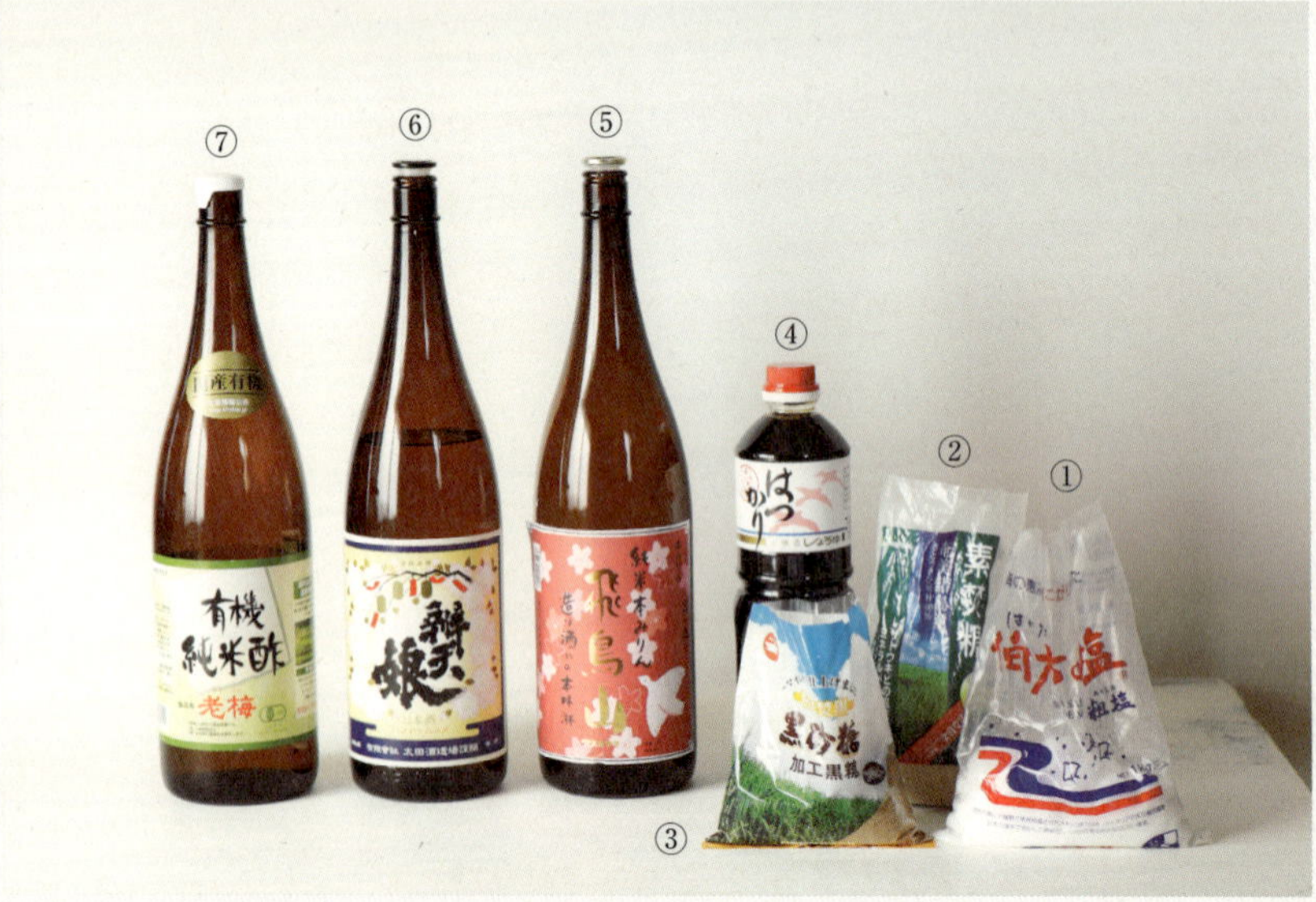

⑥酒

料理酒は使わない

わざわざ料理酒は買わず飲んでおいしいお酒を料理にも使っています。

④しょうゆ

「はつかり醤油」

国産の丸大豆と小麦を原料に木桶の中で2年間自然熟成して造られた辛口の本醸造醤油。素材の味を引き出してくれる深みのあるまろやかな味わいです。

①塩

天然塩

塩は、天然塩であれば、種類や銘柄には特にこだわりはありません。気分でいろいろ試してみています。

⑦酢

「有機純米酢 老梅」

無農薬栽培のお米を原料に熟成されて造られた米酢。やさしい酸味で使いやすいです。

⑤みりん

「純米本みりん 飛鳥山」

リキュールとして飲めるくらいおいしくて、煮物などの味も、このみりんを加えるだけでグレードアップさせてくれます。

②③砂糖

きび砂糖、黒糖

砂糖は精製された白砂糖ではなく、きび砂糖を使用。味見をしながら料理によってはちみつや黒糖を使うことも。

作っておくと
便利!

オリジナル薬膳調味料

ねぎ塩だれ

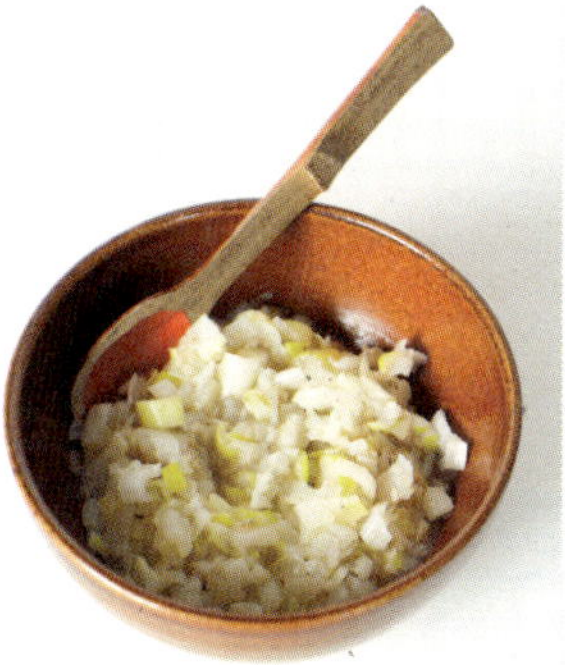

焼き肉や、蒸し物、さらには豆腐などにもかけるとおいしいねぎ塩だれ。体を温めるねぎがたっぷりで女性にも嬉しく、また、パンチのある味わいなので、男性も喜ぶおいしさ。

材料

長ねぎ(みじん切り)　80g
おろしにんにく　1/2片分
みりん　小さじ2
塩　小さじ1/4
粗挽き黒こしょう　少々
ごま油　大さじ1
白ごま　小さじ1
レモン汁　大さじ1

作り方

① レモン汁以外の材料を耐熱容器に入れ、ラップをして電子レンジ(500W)で1分加熱する。
② ①にレモン汁を加えてよく混ぜる。

クコ昆布酢

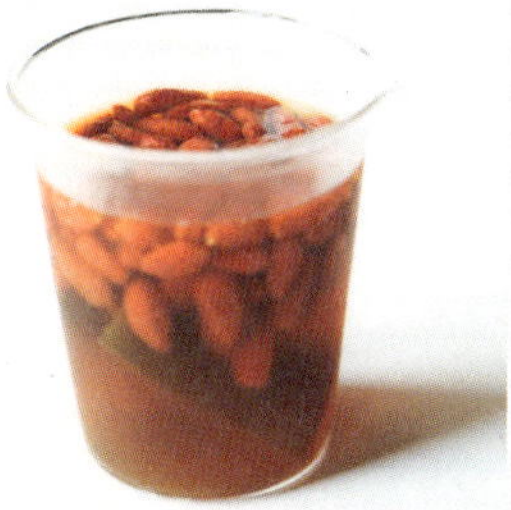

昆布とクコの実が入ることでお酢の酸味がマイルドになり、すし酢の代わりや、蒸し野菜のドレッシングなどにも重宝します。クコの実は目の疲れや白髪、アンチエイジングにもよい食材です。

材料

クコの実　大さじ2
昆布　2cm角2枚
米酢　300ml

作り方

① 材料をすべて混ぜ合わせる。

※密閉容器に入れて冷蔵庫で1カ月程度保存可能。

基本のだしとスープ

この本で使用する、基本のだしとスープのレシピを紹介。
ベースから作るのは面倒に思われるかもしれませんが、
やってみると意外と簡単なうえ、何よりおいしい！
時間のあるときに作っておくと便利です。

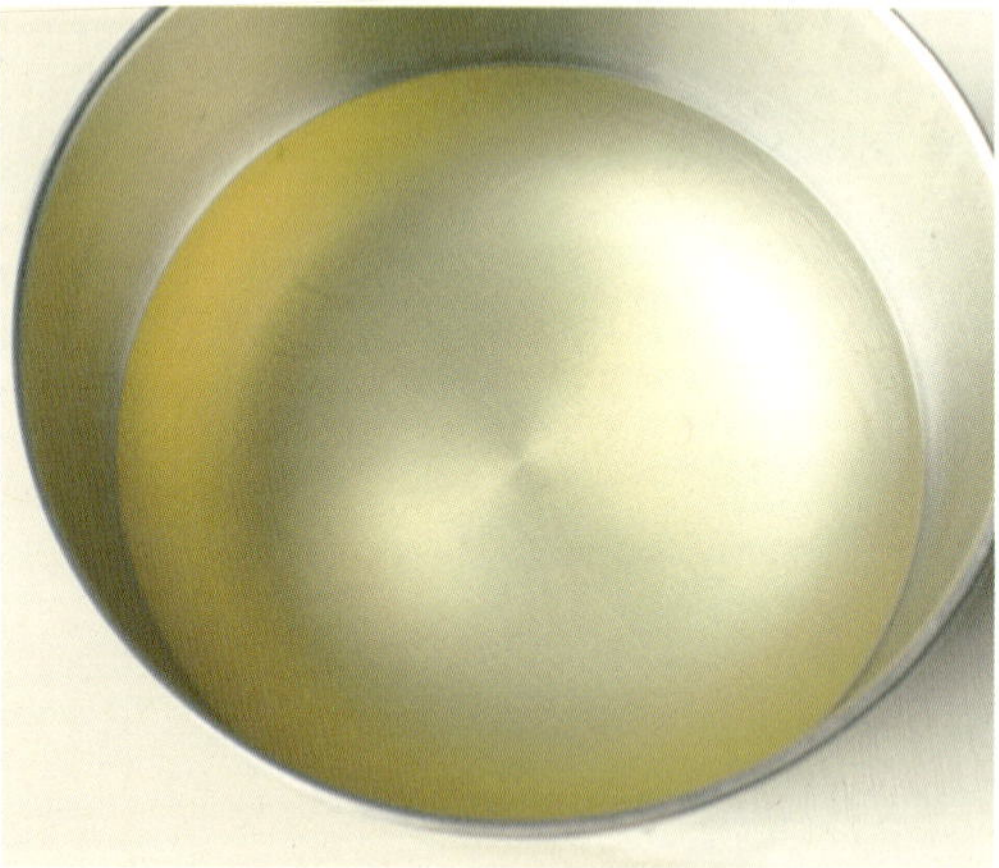

昆布かつおだし

お味噌汁をはじめ、もっともよく使うだし。昆布は便秘やむくみなどの改善も期待でき、動脈硬化や高血圧といった生活習慣病の予防にも効果を発揮。気と血を補うかつおぶしは、胃腸を温め消化吸収を促します。

《材料5カップ分》
昆布　10㎝×2枚
かつおぶし　10g
水　5カップ

〈作り方〉
① 鍋に昆布と水を入れ、30分ほどおく（昆布と水を入れた鍋ごと冷蔵庫に入れるなどしてひと晩おいてもよい）。
② 弱火にかけ、沸騰する前に昆布を取り出す。
③ いったん火を止めてかつおぶしを加え、弱火で5分ほど煮る。
④ クッキングペーパーなどをしいたざるでこす。

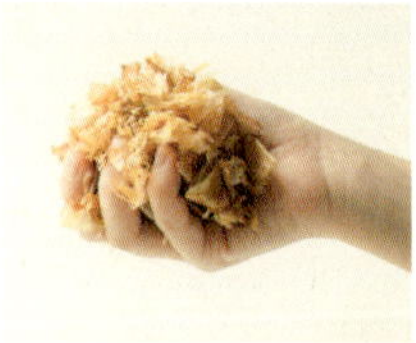

かつおぶし10gは大体女性の手のひとつかみ分が目安。お吸い物には、かつおぶしを倍量(20g)にして、だしをとります。

めんつゆ

めんつゆは買うものと思っている方も一度、自分で作ってみると、そのおいしさにびっくりします。特に夏には、そうめんや、煮物などにフル活用！（冷蔵庫で一週間ほど保存可能）。

《材料5カップ分》
しょうゆ　½カップ
みりん　½カップ
きび砂糖　大さじ1
昆布かつおだし
（かつおぶし20gで濃いめにとったもの）　2カップ

〈作り方〉
① 鍋にみりんを入れて中火にかけて煮切り、火を止めてしょうゆ、きび砂糖を加える。
② きび砂糖が溶けたら、昆布かつおだしを加える。
③ 粗熱が取れたら容器に入れ、冷蔵庫で保存。

昆布しいたけだし

水に入れ冷蔵庫に入れておくだけで作れるお手軽だし。胃腸が弱っているときによいしいたけは、高血圧、高脂血症などにも効果的。だしをとったあとの昆布としいたけは甘辛く煮て佃煮にすると無駄がありません。

《材料》
昆布　10㎝×1枚
干ししいたけ（小）　2枚
水　5カップ

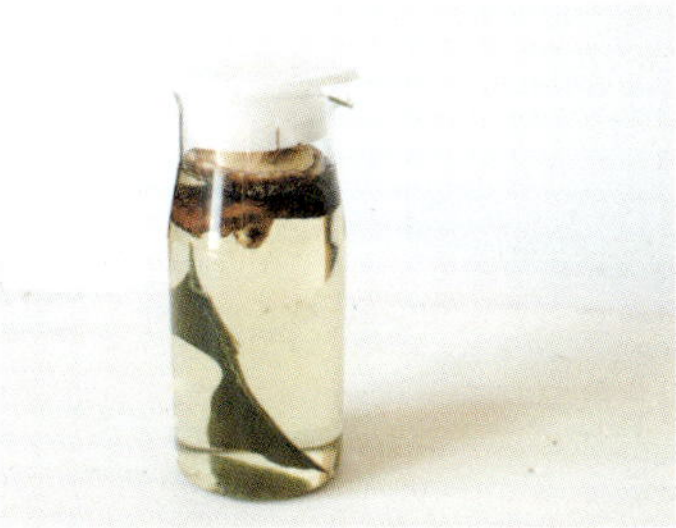

〈作り方〉
① 分量の水に、昆布とさっと水洗いしたしいたけを入れ、冷蔵庫でひと晩おく。

鶏手羽先スープ

鶏手羽先はお腹を温め、気を補い、食欲不振や体力回復に効果を発揮。コラーゲンたっぷりで美肌効果も期待できます。なつめは気と血を補い、胃腸の調子も整え、気力体力不足の改善や精神の安定にも有効です。

《材料》
鶏手羽先　4本
なつめ　3個
しょうが（皮付きのままスライス）　4枚ほど
セロリの葉　½本分
水　6カップ

〈作り方〉
① 手羽先は熱湯をかけて臭みを取る。
② 鍋にすべての材料を入れて、中火でアクを取りながら30分ほど煮る。
③ ざるなどでこす。
※手羽先は身をほぐして和え物やスープの具にします。

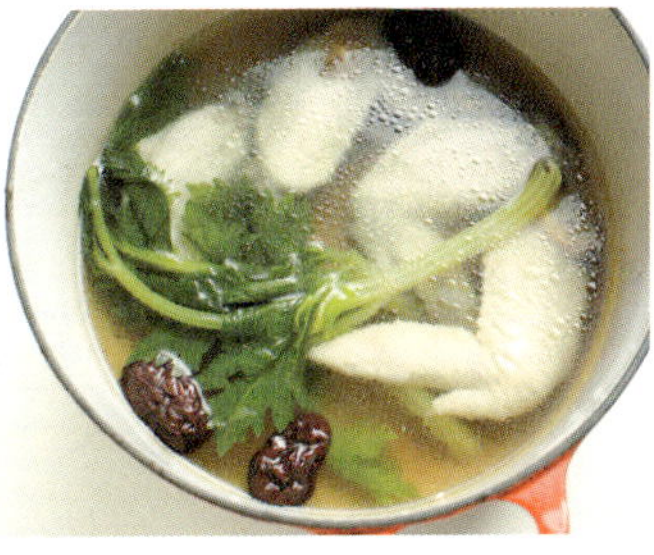

PART2

症状別
薬膳レシピ

病気になる手前の「未病《みびょう》」の状態から治療することが、中医学では最良とされています。医食同源の考えのもと、バランスが崩れた原因に応じて食材をとり入れることは、食を薬ととらえる薬膳の基本の考え方です。このパートでは、現代女性のよくある症状別に、不調を改善する食事のレシピを紹介していきます。

冷え

冷えは万病のもといわれるように、冷えが原因で起こるトラブルは数知れず。中医学では、冷えも立派なひとつの治療対象ととらえ「冷え性」ではなく「冷え症」と書きます。特に女性に多い冷え症ですが、中医学の陰陽論では女性は陰に分類され、もともと体を温める要素である陽が不足しているために、冷えやすいと考えられています（そうは言っても最近では男性の冷え症も増加していますが……）。

冷えの原因をさらに細かく見ていくと、もともと陽の気が不足しやすい体質の場合と、ストレスなどで気が停滞して血も巡らなくなって冷えている場合のおもに2通りが考えられますが、冷えのベースには、たいてい瘀血《おけつ》の問題があるのでどちらのタイプも瘀血対策は必須です。

また「私、冷え症なんです」と言いながら、冬でも体を冷やす生野菜のサラダを好んで食べたり、外食の際に出される氷水を平気で飲んだりしている人も意外に多いので、まずはこれまでの生活習慣を見直してみることも大切です。

(1) 陽虚・気虚タイプ

体を温める陽気が不足しているため、顔色が白っぽく、疲れやすい傾向がある。体を温める食材をとり入れて対策を。

❖とり入れたい食材

しょうが、ねぎ、香菜、ニラ、かぶ、唐辛子、羊肉、鶏肉、えび、たら、鮭

(2) 気滞・瘀血タイプ

気と血の巡りが悪くて冷えるタイプ。胸が張る感じや、痛みがあるなどの特徴がある。

❖とり入れたい食材

気の巡りをよくする→そば、しそ、ニラ、にんにく、柑橘類、香り野菜

血の巡りをよくする→黒きくらげ、紅花、マイカイカ、酢

邱先生の冷えに効く養生法

〈みかん湯・しょうが湯〉

冷えや肩こりが気になるときに効果的。血行をよくする作用でポカポカになり、疲労物質の排出も助けます。みかんの皮2〜3個分をだし用パックなどに入れ、湯船に入れるだけ。しょうがであれば、皮の部分だけ1〜2片分を干して使います。肌のかさつきが気になるなら、牛乳をコップ1杯入れても。

〈ポカポカ元気帯〉

中国ではとてもポピュラーな元気帯を作りましょう。①赤唐辛子、山椒、シナモン、こしょうを少量ずつ、布などに包んだものを2つ用意。②貼るカイロも2つ用意し、粘着シートの真ん中に①をのせ、1つはおへその下、もう1つは背中側の尾てい骨の上に貼る。低温やけどをしないよう、下着の上から貼りましょう。

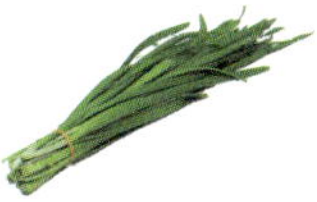

ニラは冷えの改善に最適。腎に働きかけ、免疫を高めて、血の巡りもよくしてくれます。

ニラたっぷりチヂミ

ニラとえびは、ともに腎の働きを高め
特に足腰の冷えや腰痛の緩和、老化防止に有効です。
気の巡りをよくしてくれる
甘酸っぱいらっきょうだれをつけて召し上がれ。

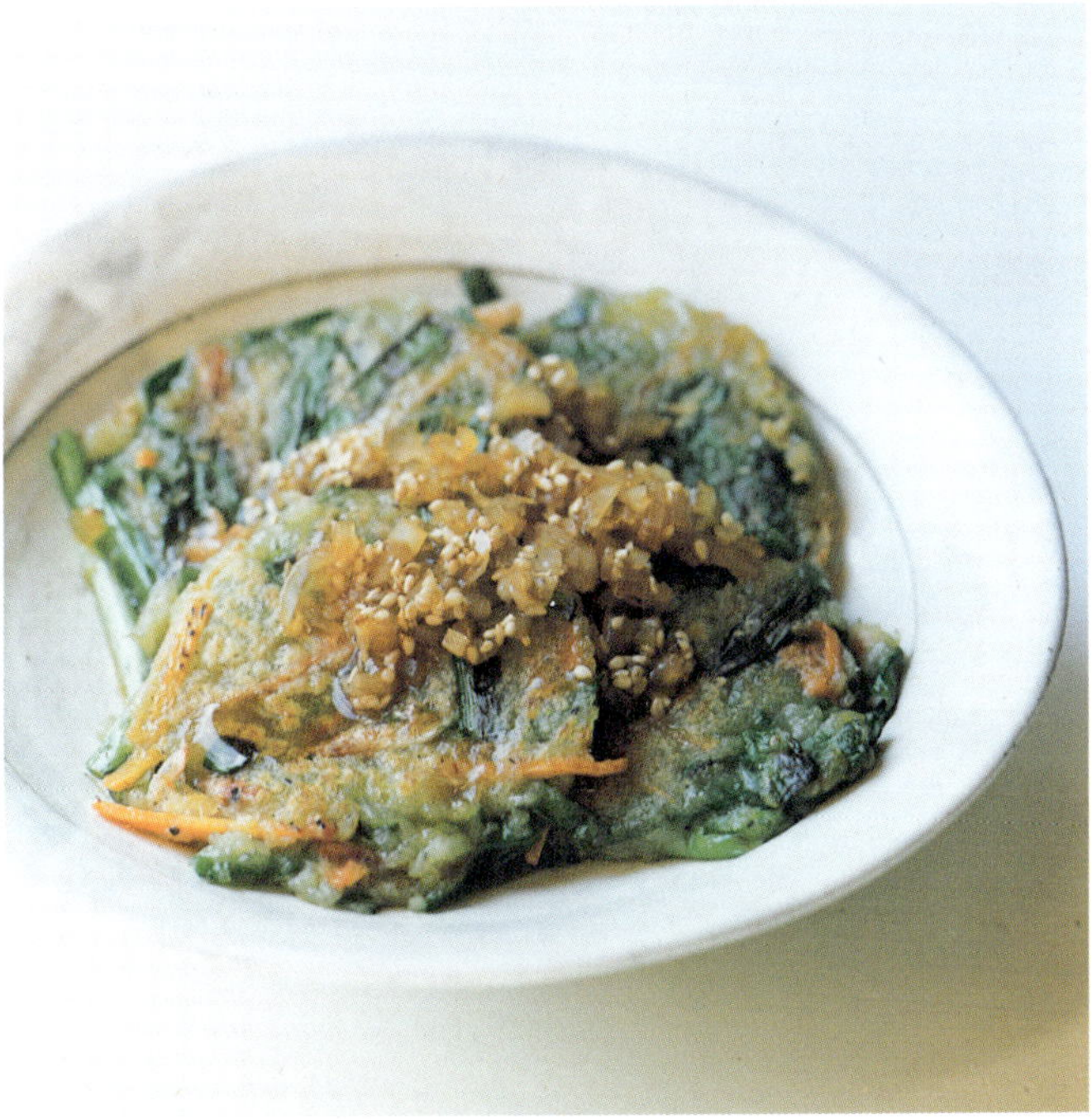

瘀血

気滞

血虚

気虚

腎虚

《 材料2人分 》

じゃがいも　500g（大3個）
ニラ　1束
にんじん　40g
桜えび　10g
片栗粉　大さじ2と1/2
にんにく（すりおろし）　1片
塩　少々
粗挽き黒こしょう　少々
ごま油　適量

〈 たれ 〉

ポン酢しょうゆ　大さじ4
ごま油　小さじ1
らっきょう（みじん切り）　4個分
白ごま　小さじ2

〈 作り方 〉

① じゃがいもは皮をむいて水にさらす。
② ニラは4cm長さに切り、にんじんは4cm長さの千切りにする。
③ ①をすりおろし、ざるで軽く水気を切っておく。
④ ③に②と桜えび、片栗粉、にんにく、塩、粗挽き黒こしょうを入れてよく混ぜる。
⑤ フライパンにごま油を熱し、④をスプーンで落として小さな円形にし両面をこんがり焼く。
⑥ たれの材料を混ぜあわせて⑤にかける。

[POINT]

④のチヂミ生地はじゃがいもが足りないかな？と思うくらい、ニラとからまずバサバサしているように感じますが、心配は無用。少量のつなぎでも焼き上がりはきちんとまとまります。

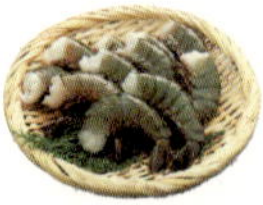

えびは腎の働きをよくして精力を高めます。足腰の冷えやだるさ、スタミナ不足にも◎。

かぶとえびのゆず味噌蒸し

かぶはお腹を温めるため冷えからくる痛みや
消化不良によいとされています。体を温めるえびと気の
巡りをスムーズにするゆずの香りが効いた
西京味噌との組み合わせが食欲を誘います。

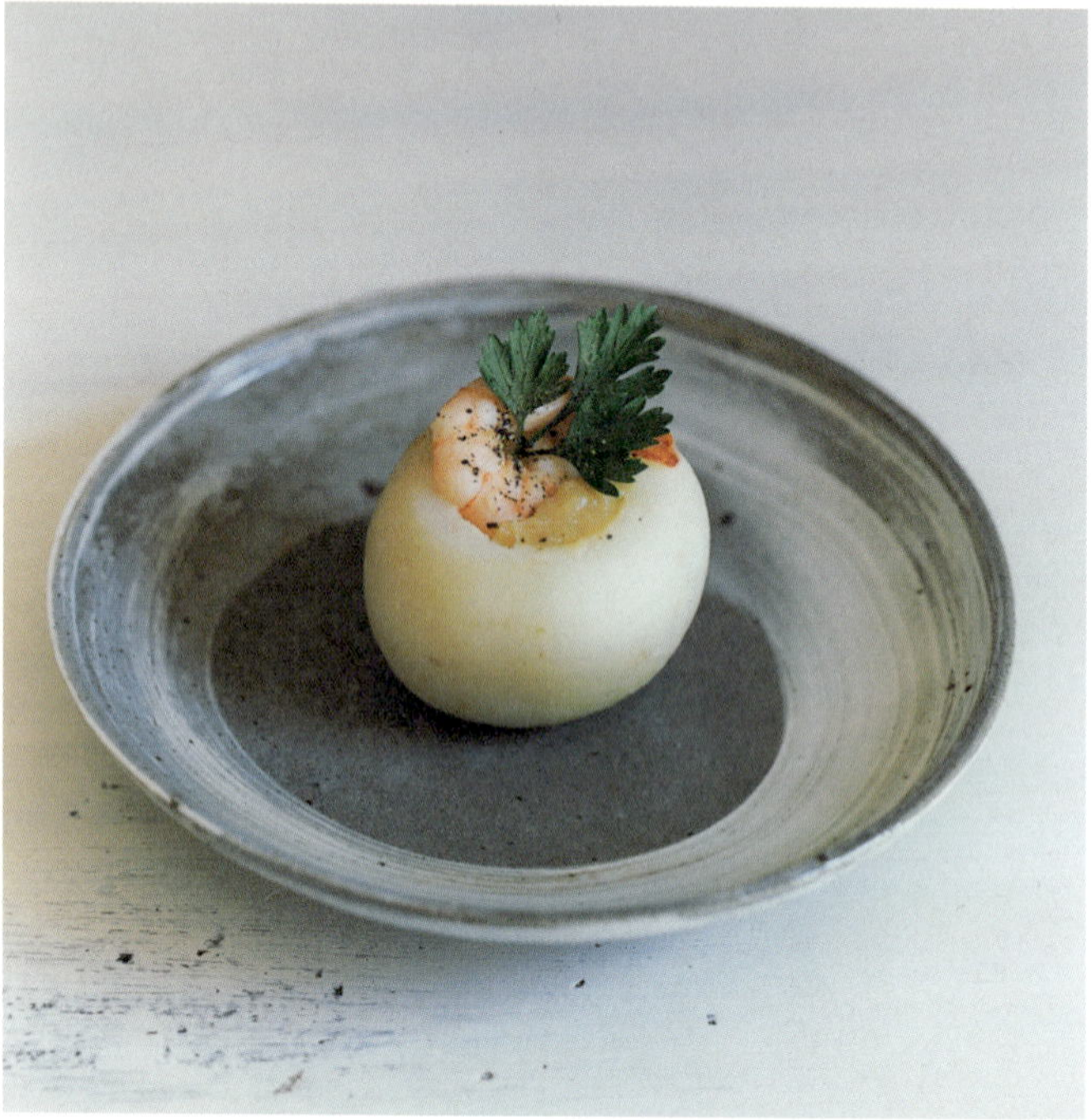

瘀血
気滞
血虚
気虚
腎虚

《 材料2人分 》
かぶ　2個
えび　2尾

〈 ゆず味噌 〉
西京味噌　大さじ2と1/2
みりん　大さじ1
酒　小さじ2
ゆず果汁　小さじ2
粗挽き黒こしょう　少々

飾り用のハーブ(あれば)　適量

〈 作り方 〉
① えびは尾を残して殻をむき、背わたを取って軽く酒(分量外)をふっておく。
② かぶは葉がついた上部と、皿にのせやすくするために下部を少し切り、中身をティースプーンなどでくり抜く。
③ えびとかぶを蒸し器で、それぞれ火が通るまで蒸す。
④ 小鍋に西京味噌、みりん、酒を入れてよく混ぜながら弱火にかけ、とろみがついたら火を止めてゆず果汁を入れてよくかき混ぜる。
⑤ 蒸したかぶに、④を入れてえびをのせ、粗挽き黒こしょうをふり、ハーブを飾る。

[POINT]
かぶをくり抜くときは、底が抜けないように注意しましょう。くり抜いたかぶは、浅漬けなどに利用すると無駄になりません。

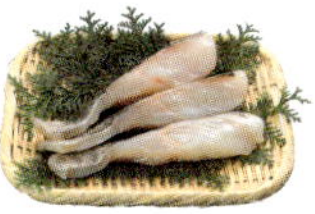

白身魚の代表格である
たらは、気と血を補い、
全身の疲れや、息切れ、
めまいなどにも有効。

たらの薬味蒸し

冬に旬を迎えるたらは気と血を補い、血行を
よくしてくれます。淡白な味なので、ねぎ、しょうが、
香菜など薬味たっぷりの中華だれが好相性。
体を温めて冷えを追い払う効果もアップします。

瘀血
気滞
血虚
気虚
腎虚

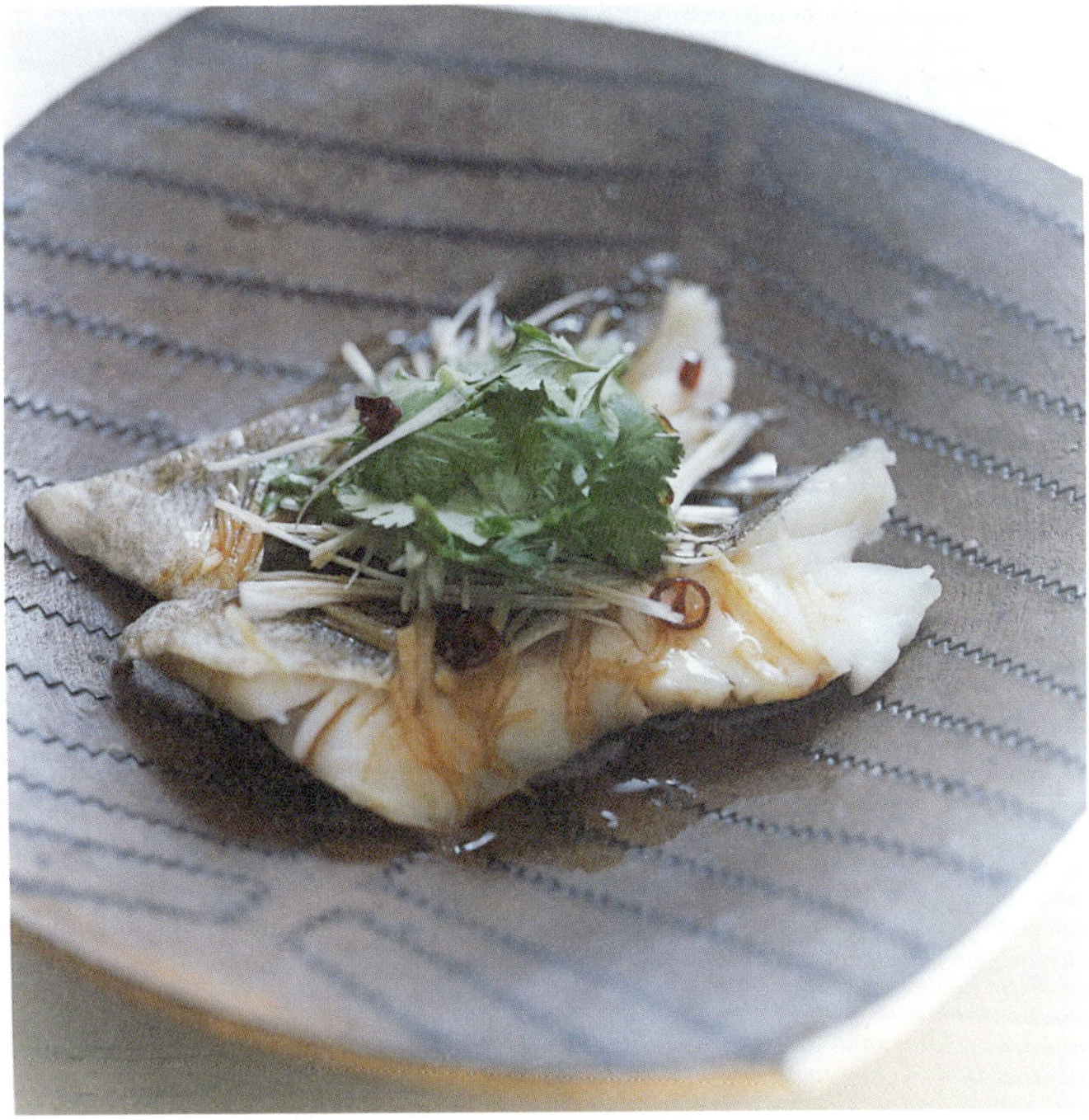

《 材料2人分 》
生たら　2切れ
白髪ねぎ　適量
しょうが（千切り）　1片分
香菜　適量
昆布（長さ10cm程度）　2枚
塩　少々
酒　少々

〈 中華だれ 〉
ごま油　大さじ2
ポン酢しょうゆ　大さじ2
赤唐辛子（輪切り）　1/2本分
（お好みで加減）

〈 作り方 〉
① たらは塩をふって10分ほどおく。
② たらの表面に浮いてきた水分をキッチンペーパーでふき取る。
③ 耐熱容器の上に水でさっとぬらした昆布を敷き、
②としょうがをのせ、酒をふりかける。
④ ③にラップをして電子レンジ（500W）で4分加熱する。
⑤ 小鍋にごま油を熱し、熱くなったら火を止め、赤唐辛子と
ポン酢しょうゆを入れる。
⑥ 皿に④を盛り、白髪ねぎと香菜をのせて⑤をかける。

［ POINT ］
あつあつの中華だれを、卓上でかけると、ジュと音がして、食卓が盛り上がります。とても簡単にできて、おもてなしにも向いています。

生理痛

生理中は痛くても当たり前と思っていませんか？　中医学では、生理の痛みの原因を原則2つに分けて考えます。1つは「不通則痛」。つまり気血の巡りが悪いことで痛みが起こるタイプです。もう1つは「不栄則痛」。これは気血の不足によって起こる痛みのことで、ベースは血の流れの悪さが問題になっていることが多く、冷えと同様、いずれのタイプも瘀血《おけつ》対策と並行して考えるとよいでしょう。

(1) 血巡りの悪いタイプ

血の巡りが滞っているタイプで、生理のときにレバー状の塊が経血に混じりやすい。経血の色は、くすんだ赤黒い色をしている。生理周期は不安定で遅れがち。またシミやそばかすが目立ち、クマができやすいのも特徴。血を巡らす食べ物や、適度な運動が必要。

とり入れたい食材

マイカイカ、カレー粉、玉ねぎ、らっきょう、納豆、酢

(2) 冷えタイプ

生理前や生理中にお腹のあたりが冷えるタイプ。経血に塊が出ることもあり、温めると楽になる。生理の周期は遅れやすく、日数は長め。普段から体温が低く、顔色が悪い人が多い。体を温めて、血行をよくすることで痛みをやわらげて。

とり入れたい食材

ねぎ、ニラ、にんにく、しょうが、山椒、シナモン、黒糖、羊肉

(3) 虚証タイプ

気や血が不足していたり、腎のパワーが落ちていたりするせいで、子宮に充分な栄養分を送ることができないために痛みが起こるのがこのタイ

邱先生の生理痛に効く養生法

〈しょうが&シナモン入り足湯〉

冷えて生理痛がつらいときは、下腹部を温めるしょうがやシナモンを入れた足湯を。即効性があり、今ある痛みをやわらげてくれるはず。料理や紅茶などで使ったあとのしょうがやシナモンを再利用してもOKです。

〈生理痛・PMSに効くツボ〉

婦人科系のトラブルには、簡単にできるツボ押しも心強い味方。親指でゆっくりと力を入れ、ゆっくり指を離すのを何度か繰り返しましょう。

プ。生理後半や生理後に痛みを感じることが多い。疲れやすく元気がない、貧血気味、足腰がだるいなどの症状が出やすい。気血や腎を補う食材で対策を。

❖ とり入れたい食材

気を補う→雑穀、鶏肉、山いも、じゃがいも、にんじん、なつめ、しいたけ

血を補う→ほうれんそう、にんじん、黒きくらげ、いか

腎を補う→くるみ、栗、クコの実、黒豆、羊肉

(4) イライラタイプ

精神的なストレスが原因で、気の巡りが悪くなることで痛みがあらわれるタイプ。生理前は情緒が不安定でイライラしがちで、お腹が張りやすくガスが出やすい。生理の周期は不安定で、生理前に痛み出して、生理が始まると楽になる。不規則な生活が原因のこともあるので、根を詰めすぎず、ストレス解消を心がけて。

❖ とり入れたい食材

ゆず、大根、かぶ、しそ、そば、ミント、ジャスミンティー

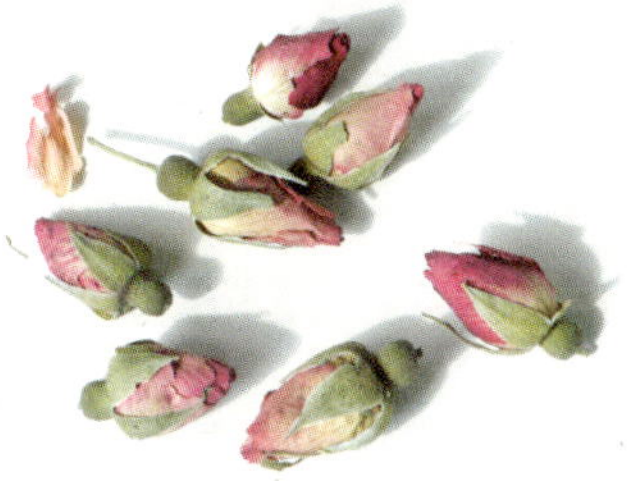

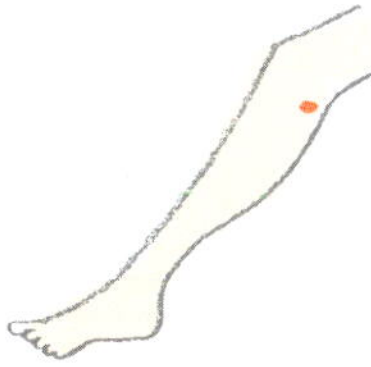

●足三里

足のすねの外側、ひざ関節から指3本分下がった、筋肉の一番盛り上がったところにあるツボ。体のエネルギーを高め、三陰交のツボ押しとセットで行なうと婦人科トラブルをやわらげます。

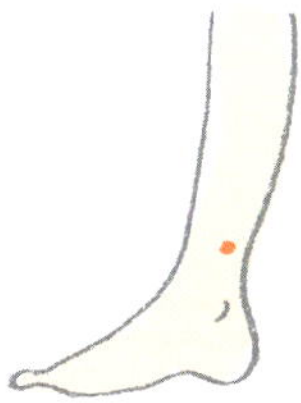

●三陰交

足の内くるぶしから指4本分上にある三陰交は、婦人科のあらゆる症状に、オールマイティに使えるツボです。

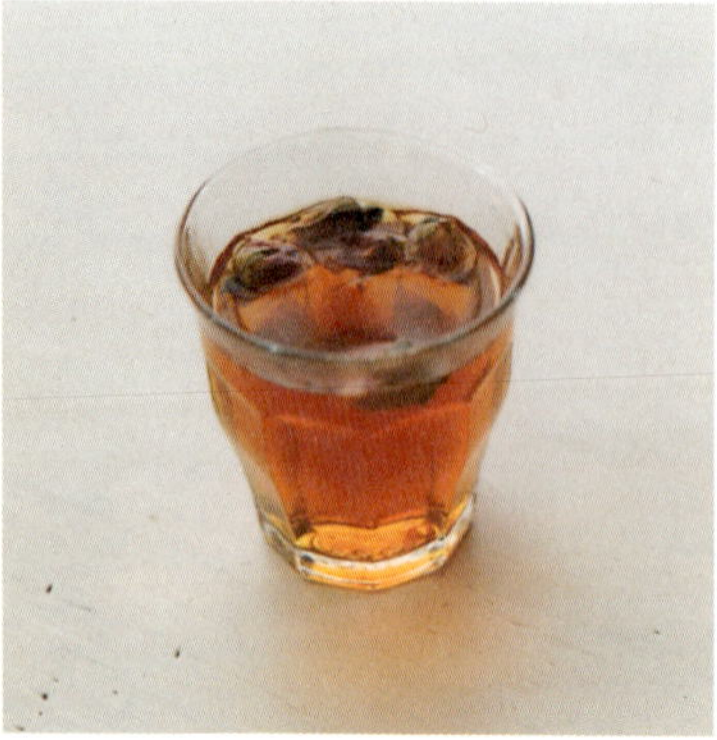

血巡りの悪いタイプ

マイカイカ紅茶

血を巡らせて、痛みを緩和する働きのある
マイカイカと、体を温める紅茶を組み合わせたお茶。
黒糖を加えると温め効果もさらにアップ。

《 材料2人分 》
マイカイカ　10個
紅茶（ティーバッグ）　1個（または紅茶茶葉適量）
熱湯　2カップ

瘀血　気滞　血虚　気虚　腎虚

〈 作り方 〉
① マイカイカと紅茶をポットに入れ、熱湯を注ぐ。
② 2、3分蒸らして香りが立ったらでき上がり。
（好みで黒糖を加えてもよい）

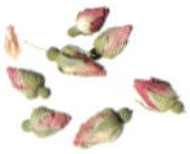

マイカイカはハマナスの花のつぼみを乾燥させたもの。月経痛、月経不順、更年期障害にもおすすめ。憂うつな気分を解消するのにも◎。

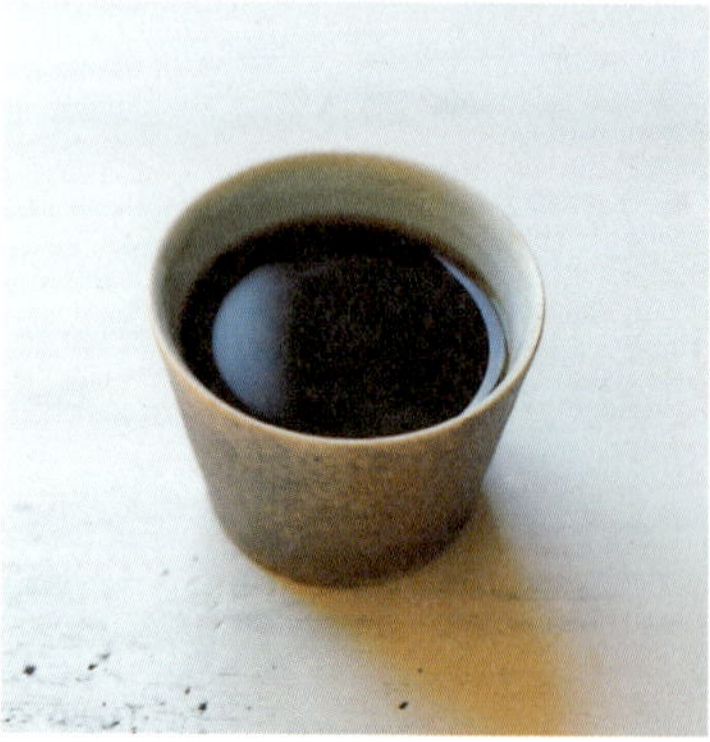

冷えタイプ

黒糖しょうが茶

しょうががお腹を温め、黒糖が冷えや血行不良から
くる痛みを改善してくれます。黒糖のやさしい甘みと
しょうがの風味が紅茶によく合います。

《 材料2人分 》
ジンジャーパウダー　少々
黒糖　お好みで調整
熱湯　2カップ
紅茶（ティーバッグ）　1個（または紅茶茶葉適量）

瘀血　気滞　血虚　気虚　腎虚

〈 作り方 〉
① ポットに紅茶を入れ、熱湯を注ぐ。
② ①をカップに注ぎ、好みの量の黒糖とジンジャーパウダーを加えよく混ぜる。

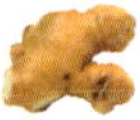

体を温めて、冷えが原因で起こるさまざまな症状を緩和します。生よりも蒸してから乾燥させたしょうが（乾姜）のほうが体を芯から温めます。

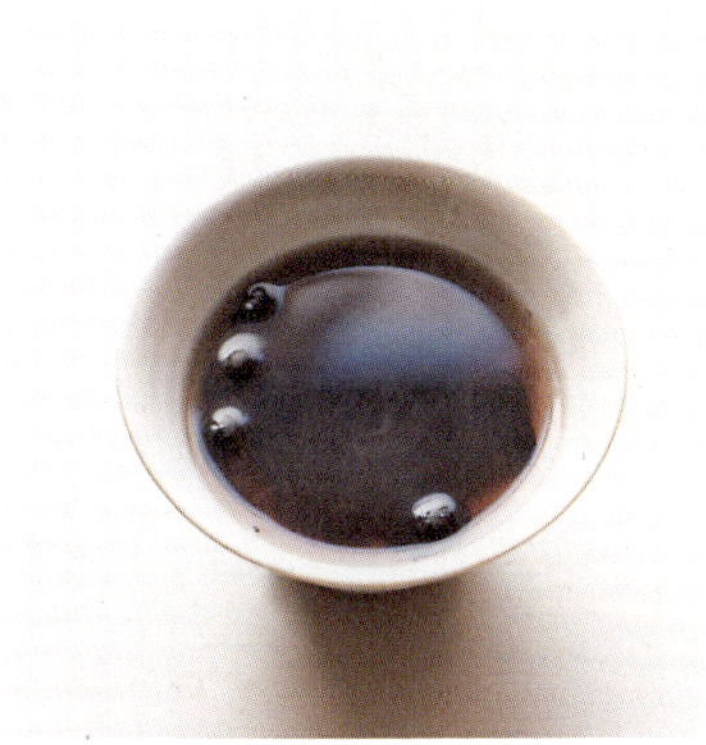

虚証タイプ

黒豆茶

黒豆は、腎の働きを高めて、滋養強壮効果や老化防止に役立ち、血の巡りや水分代謝もよくしてくれます。豆ごといただくお茶です。

《 材料2人分 》
黒豆　大さじ2
水　3カップ

瘀血 気滞 血虚 気虚 腎虚

〈 作り方 〉
① 鍋に黒豆を入れ、皮がはじけるまでから炒りする。
② ①に水を注ぎ、弱火で5分加熱する。豆ごと器に注ぐ。

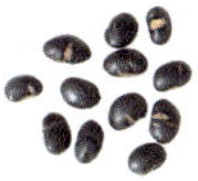

腎の働きを高める代表食材である黒豆は虚証タイプの生理痛に最適。体に精をつけ、月経不順や、腰痛、むくみにもよいとされています。

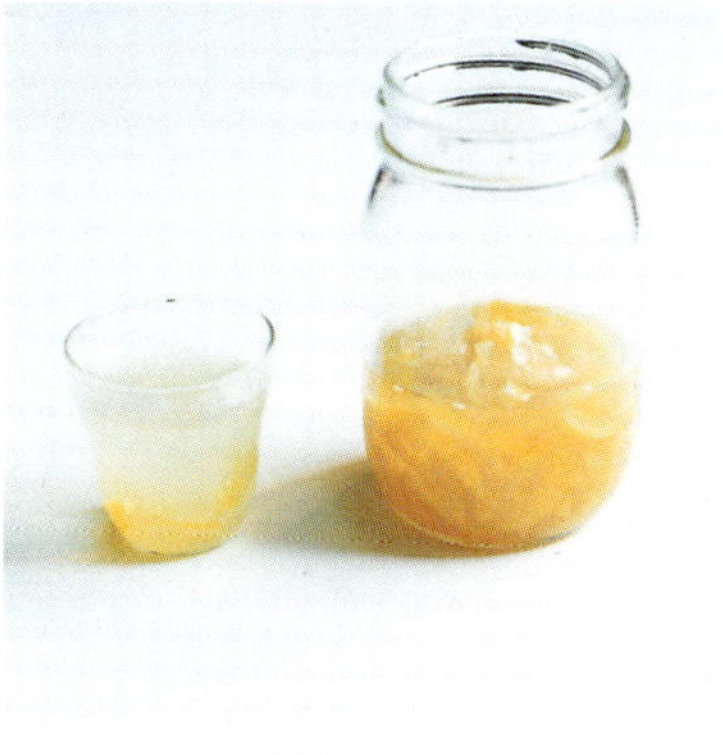

イライラタイプ

ゆず茶

ゆずのさわやかな香りが気の巡りをよくして、ストレスをやわらげます。ゆずがはちみつにつかって、しんなりなじんできたら飲み頃。

《 作りやすい分量 》
ゆず（小）　3個（250g）
はちみつ　200g

瘀血 気滞 血虚 気虚 腎虚

〈 作り方 〉
① ゆずは塩（分量外）をまぶしタワシなどでこすって汚れを落とす。
② ①を四つ割にし、白い芯と種をはずし、果汁をしぼり、袋をはずす。
③ 皮を千切りにし、熱湯でゆでこぼしてから冷水にとり水気をよくしぼる。
④ 煮沸消毒した保存瓶にはちみつ、③とゆず果汁を加え、冷蔵庫で3日ほど寝かせたらでき上がり。お湯でといて飲む。

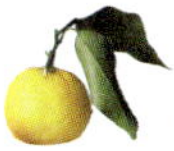

気の巡りを改善し、緊張やストレスを和らげるリラックス効果があるゆず。そのほか胃の不快感の解消や、食欲不振にも効果的です。

老化防止

いくつになっても若くキレイでいたいという女性の願いは果てることがありません。だからといって、不自然なメイクやファッションで若さを取り繕うよりは、シワがあったとしても、その笑いジワがキュートだったり、年相応に年を重ねていることを楽しみ、内側から元気でイキイキと輝いている女性のほうが素敵ではないでしょうか。

中医学では、女性は7の倍数ごとに、人生のステージが変化すると考えられていて、35歳をピークに、だんだんと下り坂になっていきます。年を重ねていくことで老化するのは当たり前。ただ、この下り坂も養生次第でゆっくりと下りていくことができるというのが中医学の知恵です。

中医学では、人間の成長や老化に深く関係するのは、五臓でいうところの腎《じん》です。腎が衰えると老化のスピードが早まると考えられるので、元気に年を重ねるためには、腎によい食材をとり入れて腎の働きを補うことが必須です。また腎は、季節では冬に対応し寒さを嫌うため、体を外からも内側からも温めて腎に必要以上の負担をかけないようにすることも、老化のスピードをゆるやかにすることにつながります。

❖ とり入れたい食材

くるみ、黒豆、黒ごま、黒きくらげ、ひじき、えび、ニラ、山いも、オクラ、牡蛎、羊肉

邱先生の老化防止に効く養生法

〈老化防止の簡単マッサージ〉

ホルモンバランスを整えるほか、老化をつかさどる腎の働きを助けるマッサージです。お風呂上がりや寝る前などに習慣にしてみましょう。

①かかとのアキレス腱を指ではさむようにして押してマッサージ。

②足の裏を、土踏まずを中心に押してマッサージ。湧泉というツボ(P.21参照)も、アンチエイジングに◎。

③あぐらをかいて、大腿部の内側のラインを太もものつけ根までマッサージ。腎に効果的です。

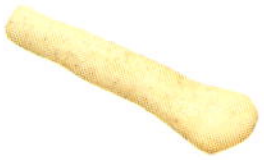

生薬名を山薬という山いもは、スタミナをつけて、老化予防や虚弱体質の改善に有効です。

山いもとホタテの揚げ出し

体を潤し老化予防によいホタテを、粘りが強く
滋養強壮効果の高い山いもで包んで油で揚げました。
濃いめのおだしをかけるとおもてなしにも最適な一品に。
揚げたてに塩をつけて食べても美味。

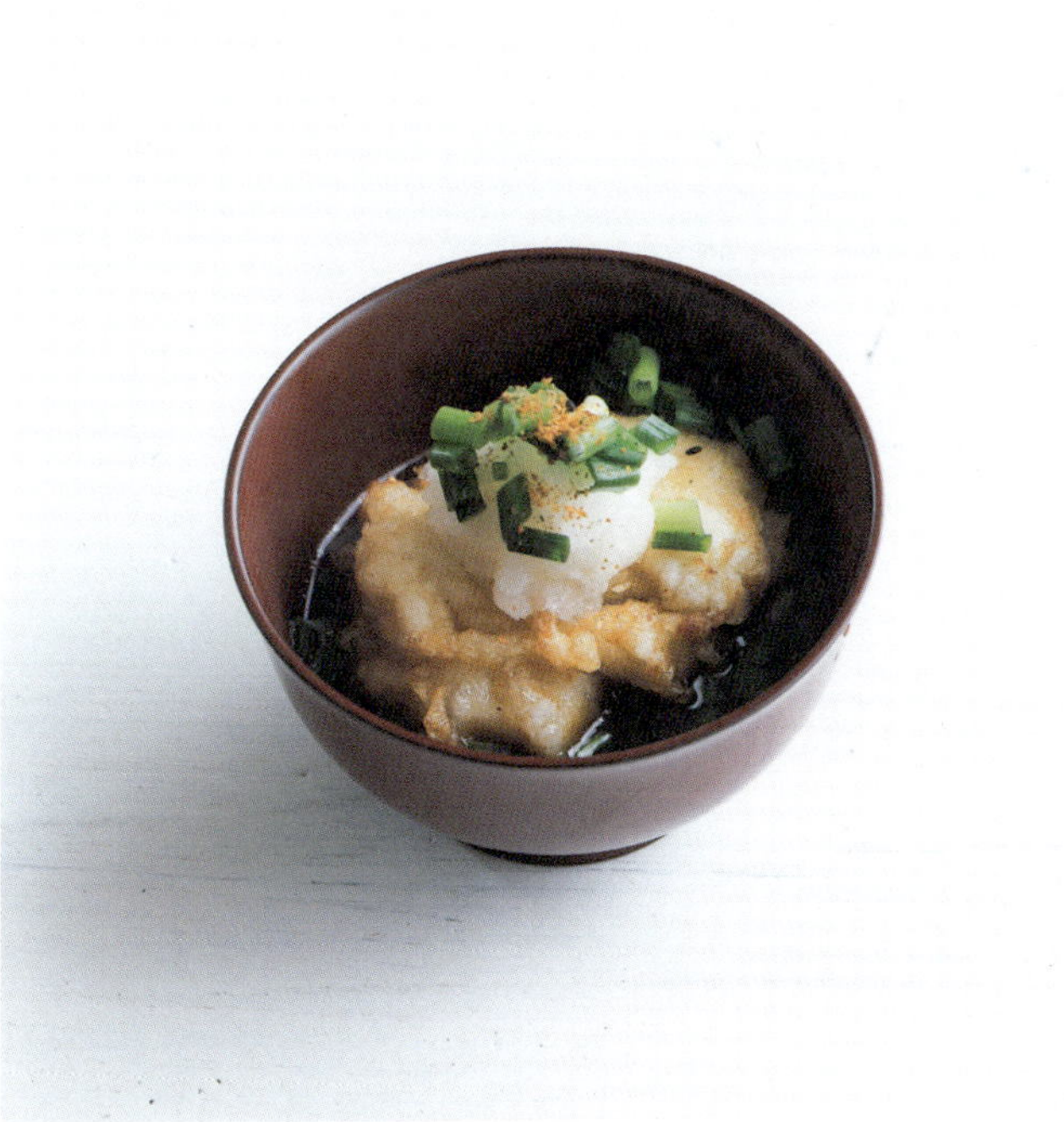

瘀血
気滞
血虚
気虚
腎虚

《 材料2人分 》

山いも　200g
ホタテ（刺身用）　6個
片栗粉　大さじ2
揚げ油　適量
大根おろし　適量
万能ねぎ（小口切り）　少々
七味唐辛子　少々

Ⓐ
- 昆布かつおだし（P.70参照）　250ml
- しょうゆ　40ml
- みりん　40ml

〈 作り方 〉

① 山いもは皮をむいてすりおろす。
② ホタテは縦半分に切る。
③ ボウルに①と②を入れて混ぜ、4等分にして丸め、表面に片栗粉をまぶして、170℃の揚げ油でほんのり色づく程度に揚げる。
④ Ⓐを鍋に入れ、軽く煮立てる。
⑤ 器に③を盛り、④をかけ大根おろし、万能ねぎをのせ七味唐辛子をふりかける。

［ POINT ］
長いもを使うと粘りが弱くうまくいかないので、必ず山いもを使うこと。ホタテも山いもも生で食べられるので揚げ時間は２分ほどで充分。

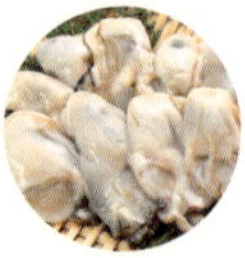

牡蠣は滋養強壮効果が高く、血を補います。腎に働きかけ、お肌の若返りや慢性疲労に効果的。

牡蛎の酒蒸し　ねぎ塩だれ

腎に働きかけ、血を補う効果もある牡蛎は、美肌づくりや
老化予防には欠かせません。そんな牡蛎に昆布の旨味を
しっかり吸わせた酒蒸しはおつまみにぴったり。
体を温めるねぎをたっぷり使ったねぎ塩だれがよく合います。

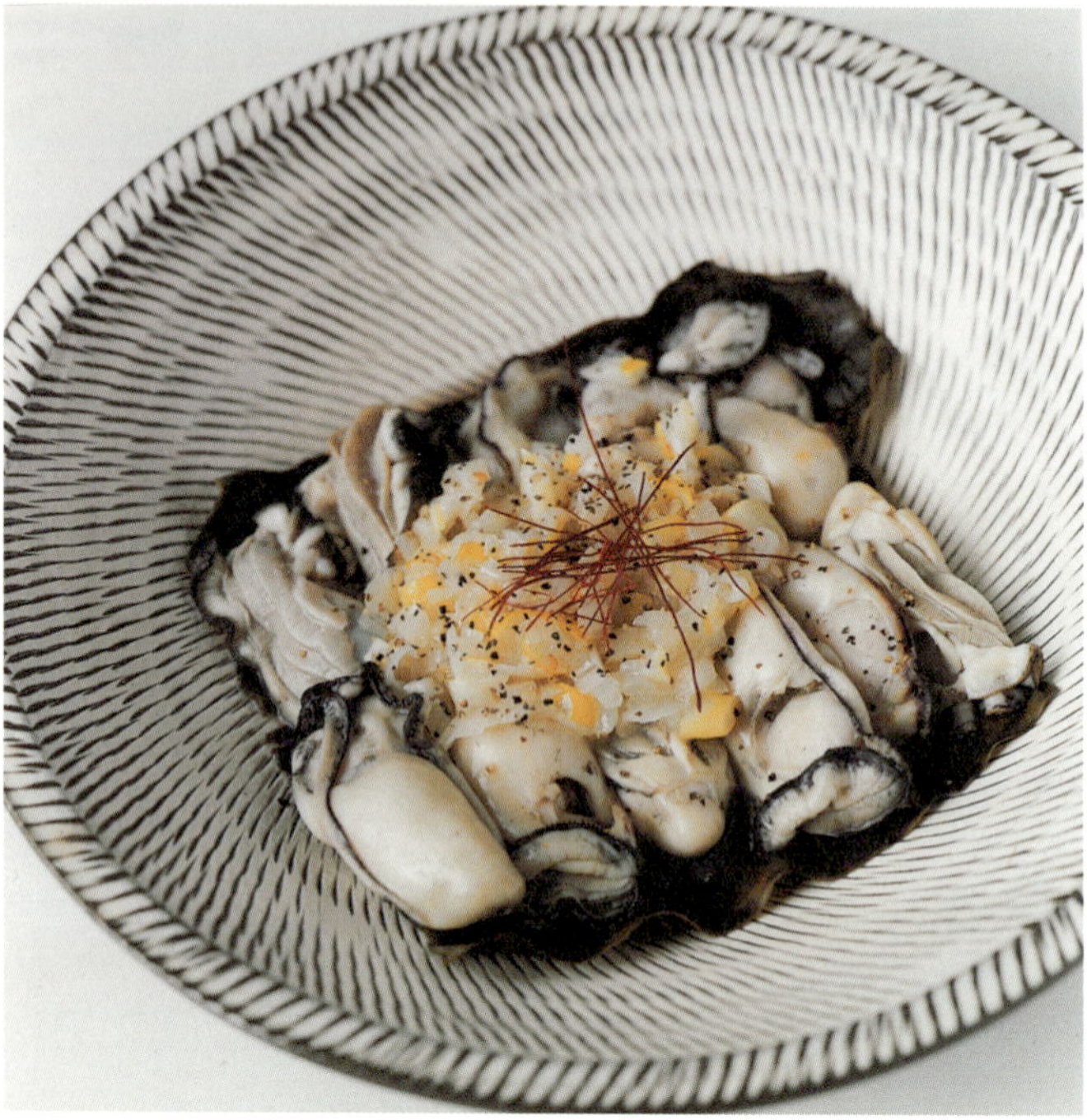

瘀血
気滞
血虚
気虚
腎虚

《 材料2人分 》
牡蛎　12個
昆布　10㎝×2枚
酒　50㎖
ねぎ塩だれ（P.69参照）　適量
糸唐辛子　少々

〈 作り方 〉
① 牡蛎は塩水の中で振り洗いし、水を替えながらよく汚れを取る。
② 水でさっとぬらした昆布をフライパンに敷き、酒をふりかける。
③ ②を弱火にかけ、昆布がやわらかくなったら牡蛎を並べ、ふたをして中火で加熱する。
④ 牡蛎がぷっくりしたら裏返し火を通す（目安は表裏で4分。大きさにより前後）。
⑤ 器に昆布ごと盛りつけ、ねぎ塩だれを好みの量かけ、糸唐辛子を飾る。

[POINT]
牡蛎は加熱しすぎると、身が縮んで固くなるので注意。

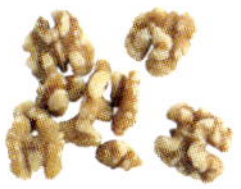

黒糖くるみ

老化予防、滋養強壮効果に優れたくるみは、
かの西太后も愛した美肌食として知られています。
体を温め血を補う働きのある黒糖の蜜をからめれば、
おいしい手作りお茶請けのでき上がり。

肺と腎に働きかけるくるみは、乾燥性便秘や慢性の咳やぜんそくの改善にも有効です。

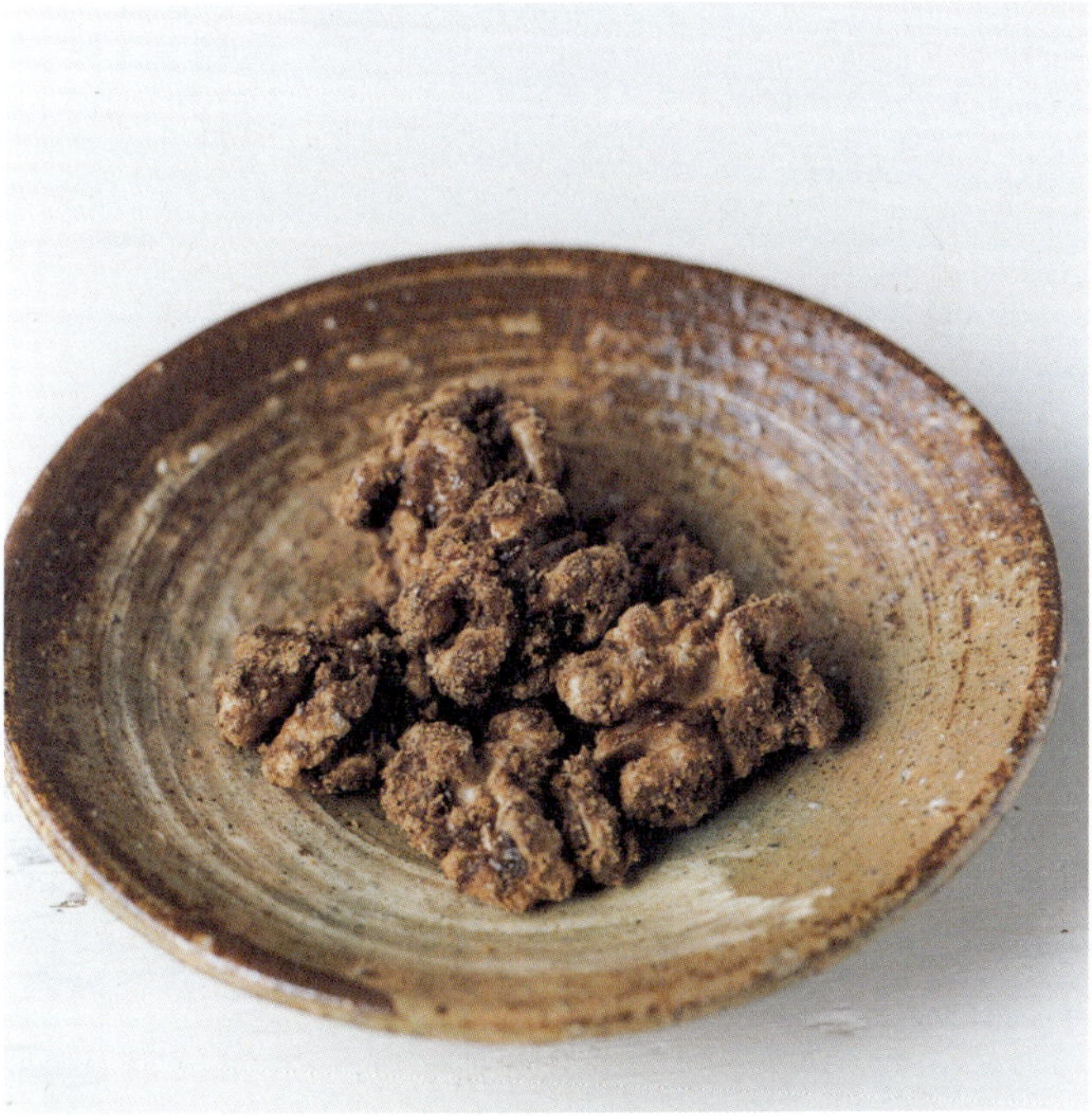

瘀血
気滞
血虚
気虚
腎虚

《 作りやすい分量 》
くるみ　80g
黒糖　40g
水　60ml

〈 作り方 〉
① フライパンにくるみを入れ中火にかけ、焦がさないように木ベラで混ぜながらから炒りする。香ばしい香りがしてきたらいったん取り出す。
② フライパンに水を加え沸騰したら、黒糖を入れてとかし、強めの中火で煮詰めていく。
③ ②の泡が大きくなり水分がほとんどなくなったところでくるみを戻し入れ、フライパンをゆすり、菜箸でかき混ぜながら蜜を全体にからませる。
④ 蜜が結晶化したら火を止め、バットの上で冷ます。

[POINT]
③で、泡の小さいときにくるみを加えてもベタつくだけ。くるみを戻したあとは、菜箸で混ぜ続ける手を休めないこと。

貧血

女性は、毎月の生理や妊娠・出産、そして授乳期など、男性よりも血を消耗する機会が多い生き物。西洋医学でいう「貧血」と中医学でいう「血虚」とは厳密には異なりますが、血液検査で仮に貧血と診断されなくても、血の不足による体調不良があれば、血を補う生活を心がけましょう。

血が足りないことで起こりやすいトラブルとしては、肌のかさつきやかゆみ、抜け毛や細毛や枝毛、生理不順、眼精疲労やめまい、立ちくらみ、動悸、息切れ、不眠など多岐に渡ります。また、顔色が悪くてツヤがない、爪が割れやすいなども、血が不足しているサインです。

血が不足する原因としては、食生活の乱れや無理なダイエット、過労などによって、気や血をつくる脾の機能が低下していることが考えられます。また、中医学では血は夜寝ている間につくられると考えられているので、夜更かしや睡眠不足も原因のひとつ。血を増やす食材を積極的にとり入れつつ、就寝時間も一度見直してみましょう。

とり入れたい食材

レバー、にんじん、ほうれんそう、小松菜、金針菜、なつめ、豚の赤身肉、卵、いか、黒きくらげ、プルーン、クコの実

邱先生の貧血に効く養生法

〈夜更かしをしない〉

血は睡眠中に生成されるので、夜更かしをするとそれだけで血が消耗されてしまいます。遅くとも夜12時にはベッドに入る心がけを。また、頭を使う作業も血を消耗し、不眠をも促してしまうので、就寝前1~2時間はパソコンに向かったり、仕事の書類に目を通したりは避けるべき。

〈貧血によい三宝茶〉

なつめ大2~3個、クコの実大さじ1、プルーン1個を急須に入れて湯150~200mlを注ぎ、5~10分蒸らす。その後お茶として飲む。残ったドライフルーツは食べてOK。

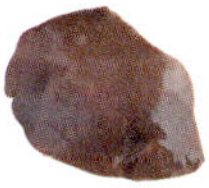

豚レバーは肝の働きを高め、血を補います。貧血のほか、情緒不安、肌や髪の乾燥にも効果的。

レバーと小松菜の炒め物

肝の働きを高め血を補う豚レバーを、イライラを解消し
体を潤してくれる小松菜と合わせた中華風のオイスター炒め。
甘辛味でクセがなくレバーが苦手な人でも
パクパクと食べられます。

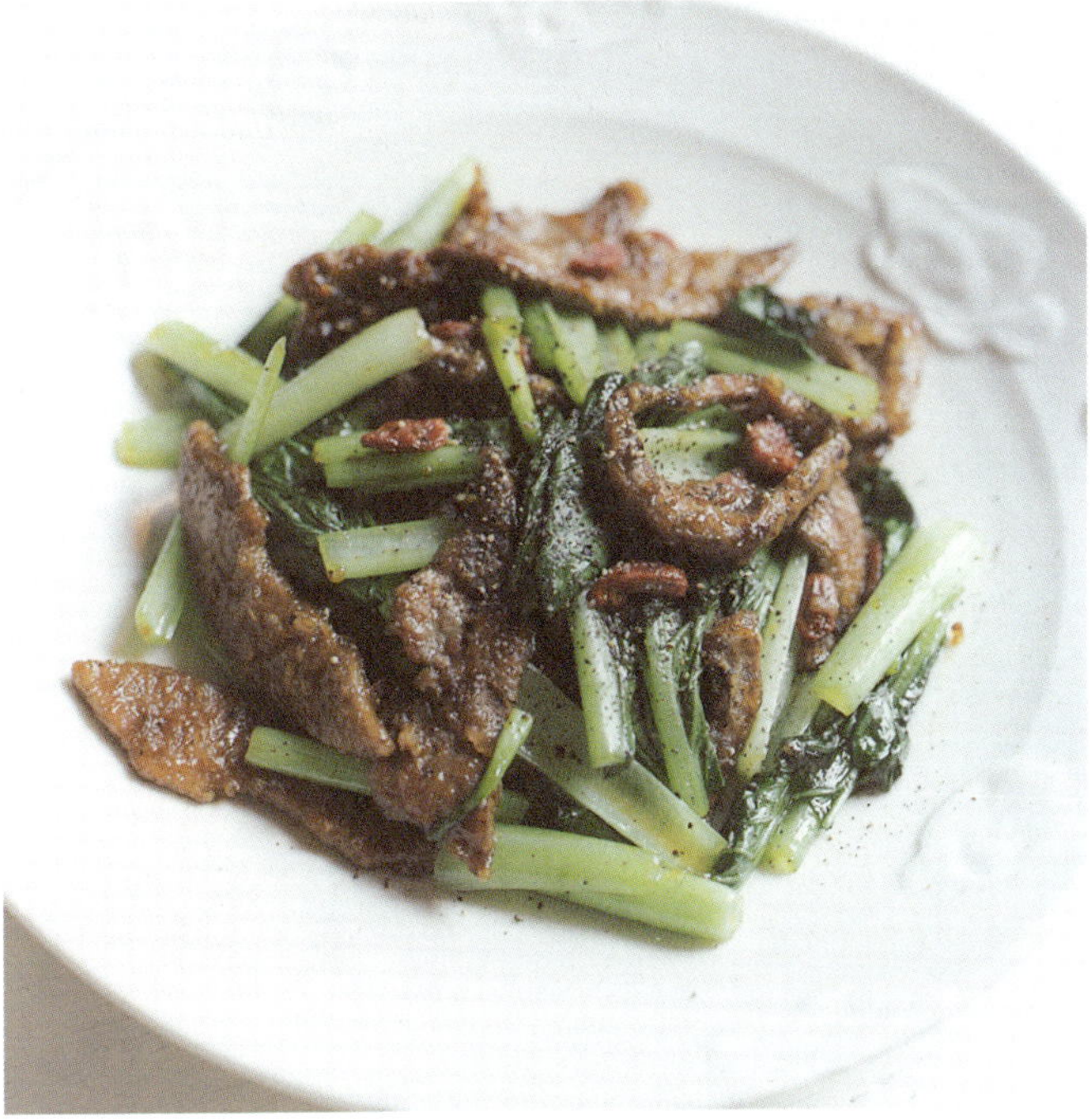

瘀血
気滞
血虚
気虚
腎虚

《 材料2人分 》
豚レバー　150g
片栗粉　大さじ2
小松菜　1/2束(120g)
クコの実　5g
オリーブオイル　大さじ1と1/2
しょうが(みじん切り)　1片分
塩　少々
粗挽き黒こしょう　少々
ごま油　小さじ2

Ⓐ
オイスターソース　大さじ1
酒　大さじ1
きび砂糖　小さじ1と1/2

〈 作り方 〉
① クコの実はぬるま湯で戻しておく。
② 豚レバーは一口大に切って、水にさらしてキッチンペーパーで水気をふき取る。
③ ②に片栗粉をまんべんなくまぶす。
④ 小松菜は4cm長さに切る。
⑤ フライパンにオリーブオイルを入れて火にかけ、しょうがと③を入れて両面を焼き、塩、粗挽き黒こしょうで味付けしバットに取り出す。
⑥ 同じフライパンにごま油を熱し、小松菜を茎、葉の順に強火で炒める。
⑦ ⑤を⑥に戻し、Ⓐとクコの実を加えてさっと炒めあわせ、塩、粗挽き黒こしょうで味をととのえる。

[POINT]
好き嫌いの分かれる豚レバーも、片栗粉をまぶしてから、こんがり焼くと不思議とみなさんおいしく食べられるようです。そのまま塩こしょう味で食べても美味。

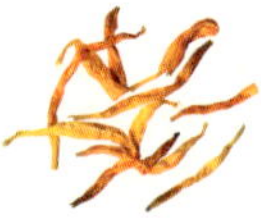

金針菜の別名は忘鬱草。その名の通り貧血のほか憂うつな気分の解消にも最適。

金針菜《きんしんさい》と卵の黒酢スープ

血を補うことで貧血や憂うつな気分を晴らして
くれる金針菜は、血を補い血行もよくしてくれる
チンゲン菜とあわせると、より効果的。
ふんわり卵でとじたスープは、お好みで黒酢を加えても美味。

瘀血
気滞
血虚
気虚
腎虚

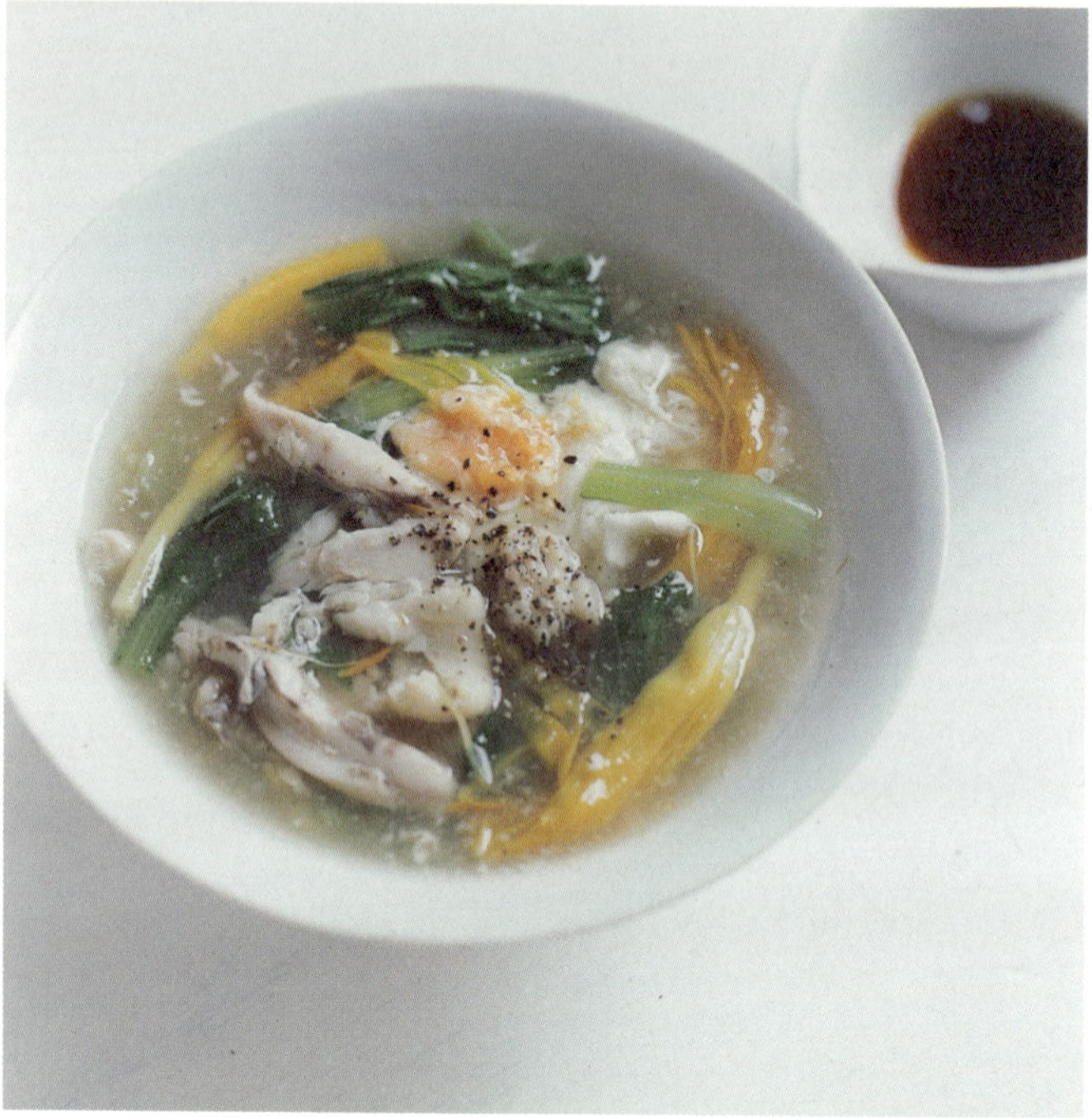

《 材料2人分 》
金針菜　6g
チンゲン菜　1株
鶏手羽先スープ(P.71参照)
　2カップ
手羽先ほぐし身(P.71参照)
　2本分
卵　1個

Ⓐ
- 薄口しょうゆ　小さじ2
- 塩　少々
- 粗挽き黒こしょう　少々

ごま油　少々

黒酢　適量

〈 水溶き片栗粉 〉
片栗粉　小さじ2
水　小さじ4

〈 作り方 〉
① 金針菜はぬるま湯で戻しておく。
② チンゲン菜は3cm長さに切る。
③ 鍋に鶏手羽先スープと、手羽先ほぐし身、金針菜、チンゲン菜を入れ、中火で加熱し、チンゲン菜に火が通ったら、Ⓐで味付けする。
④ ③が煮立ったら、水溶き片栗粉を入れ、ひと煮立ちさせる。
⑤ ④に軽く溶いた卵を箸に伝わせながら入れ、卵に火が通ったら、ごま油をたらして器に盛り、お好みの量の黒酢を加える。

[Point]
スーパーで販売している金針菜は、たいてい中国産ですが、台湾産のもののほうが色も鮮やかでクセも少ないので、見つけたらぜひ使ってみてください。

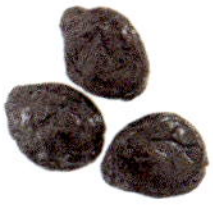

滋養作用があり、鉄分や食物繊維が豊富なプルーンは、貧血や便秘に悩む女性の味方。

豚ヒレ肉とプルーンのさっと煮

腎の働きを高め滋養強壮効果の高い豚肉は
気と血を同時に補ってくれます。
特にヒレ肉などの赤身は脂も少なくヘルシー。
血を補うプルーンと赤ワインと煮込めばお洒落な一品に。

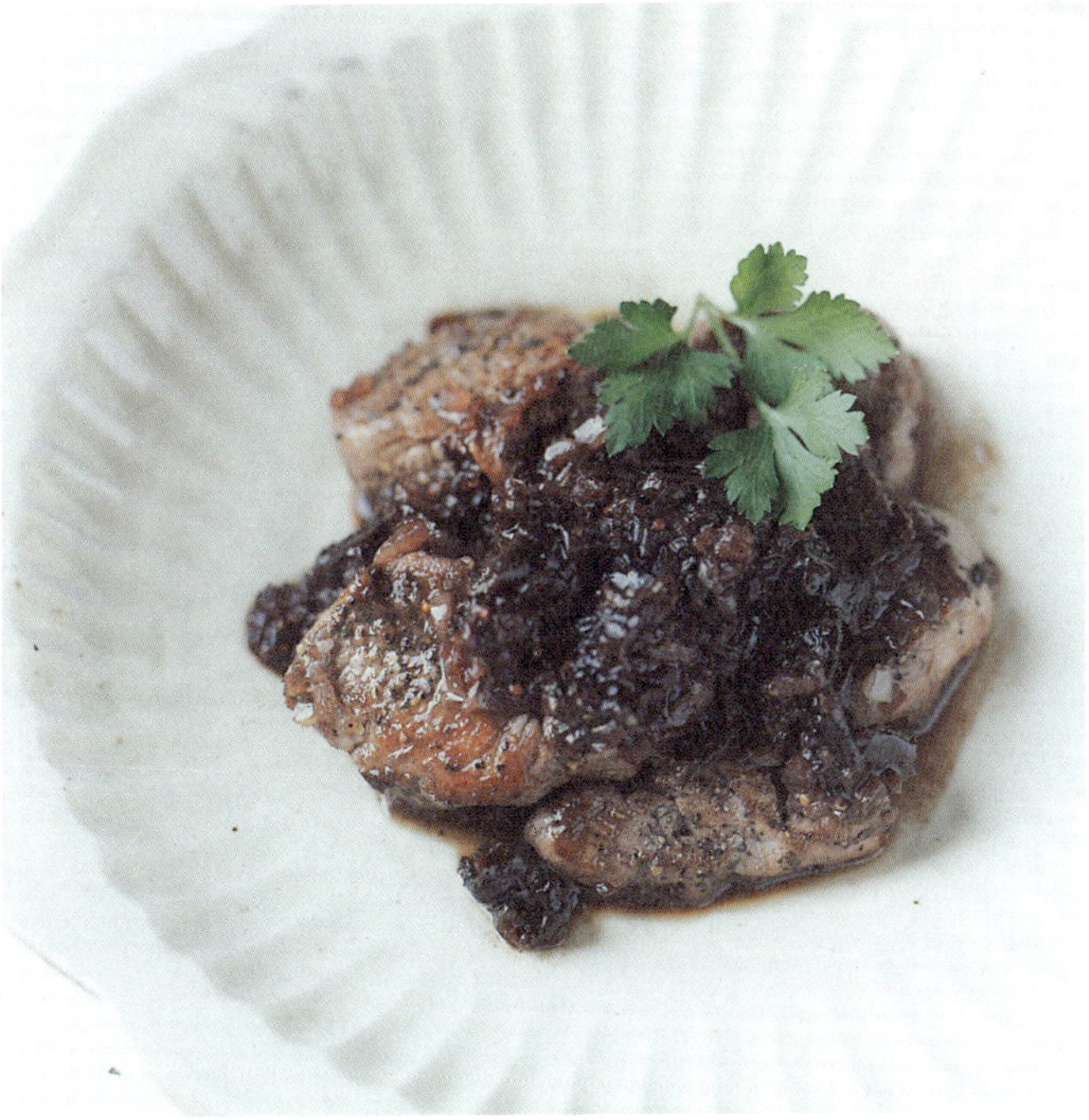

瘀血

気滞

血虚

気虚

腎虚

《 材料2人分 》
豚ヒレ肉　1本(200g)
プルーン　4個
玉ねぎ　1/4個
イタリアンパセリ　少々
オリーブオイル　小さじ2
塩　少々
粗挽き黒こしょう　少々

Ⓐ
しょうゆ　小さじ2
バルサミコ酢　小さじ2
赤ワイン　80ml
粒マスタード　大さじ1
はちみつ　大さじ1

〈 水溶き片栗粉 〉
片栗粉　小さじ1/2
水　小さじ2

〈 作り方 〉
① 豚ヒレ肉は2cm厚さに切り、両面に塩、粗挽き黒こしょうをふっておく。
② 玉ねぎは、みじん切りにする。
③ プルーンは種を取り除いて、半分に切り、Ⓐに漬け込んでおく。
④ フライパンにオリーブオイルを熱し、玉ねぎをしんなりするまで炒めたら、いったん取り出し、豚ヒレ肉を入れて両面こんがりと焼き色をつける。
⑤ フライパンに玉ねぎを戻し入れ、Ⓐを加えて、ヘラでプルーンを軽くつぶしながら弱火で3分ほど煮詰める。煮汁の量によって加減しながら水溶き片栗粉でとろみをつける。
⑥ 器に盛りつけイタリアンパセリを飾る。

[POINT]
煮込みと思うと面倒に感じますが、この料理は、あくまでさっと煮ることがポイントです。血を補うプルーンソースをからめて召し上がれ。

便秘

便が硬くてなかなか出ない、便が出るまでにお腹に痛みが伴う、時間がすごくかかる……など、便秘のお悩みも人それぞれです。ちまたでは、お通じをよくするためには、とにかくバナナを食べればいい……、なんて話もまことしやかにいわれていますが、中医学的に見ると、一言で便秘といってもその原因はさまざま。タイプにあった食べ物を選ばないと、改善しないどころか、かえって逆効果にもなります。まずは自分の便秘の原因を知ることから始めてみましょう。

(1) 乾燥便秘

血や体内で必要な水分などが不足して腸内が乾燥して起こる便秘。便が乾燥して、コロコロしている。腸を潤す食材をとり入れるのが得策。

とり入れたい食材

血不足…顔色が悪い。めまいや動悸がする→黒きくらげ、ほうれんそう、にんじん、プルーン、クコの実

津液不足…口やのどが渇いたり、肌がかさつく→トマト、きゅうり、大根、れんこん、果物、はちみつ、豆乳、牛乳、卵、豆腐、長いも

(2) 気不足便秘

虚弱体質の人やお年寄りなどは、気力不足で便を押し出す力が足りないために便秘が起こります。元気がなく、疲れやすい、便意はあってもなかなか出ない、排便のあとに疲れを感じるなどがこのタイプの特徴。気を補う食材を選び、排便する力をつけて。

とり入れたい食材

雑穀類、植物性発酵食品、じゃがいも、きのこ、キャベツ、かぼちゃ

邱先生の便秘に効く養生法

便秘から瘀血につながり、妊娠しづらい体になってしまうこともあるので、たかが便秘とあなどってはいけません。

〈按腹マッサージ〉

お腹をふくらませて深く息を吸い、次にお腹をめいっぱいへこませながら深く息を吐くのを5セット。そのあと、両手を添えてお腹をマッサージします。おへそを中心に足の付け根あたりまで時計回りに大きくぐるぐるとマッサージ。夜の入浴中やベッドで習慣にして。翌朝、便意を感じやすくなります。

〈お腹すっきり特製ジュース〉

ストレス便秘の人には、緊張をやわらげて腸をリラック

(3) ストレス便秘

緊張や時間に追われているなどのストレスが原因で気の巡りが停滞して起こる便秘。旅先など環境が変わったり、仕事などでプレッシャーを感じたりすることで起こることもある。お腹の張り、便がいびつ状になる、ガスやゲップが出るといった特徴がある。香味野菜など、気を巡らせる食材をとり入れて。

❖ とり入れたい食材

三つ葉、しそ、大根、玉ねぎ、そば、ジャスミンティー

(4) 冷え便秘

冷たい飲み物や食べ物の食べすぎで腸が冷えて、腸の動きが悪くなり、便を押し出すことができなくて起こる便秘。手足が冷える、お腹が冷たい、トイレが近いなどの特徴がある。体を内側から温めて腸の動きを活性化させて。

❖ とり入れたい食材

ニラ、ねぎ、しょうが、かぼちゃ、えび、黒糖、シナモン、羊肉

(5) 熱こもり便秘

野菜や果物が足りず、油っこいものや味の濃いもの、辛いものの食べすぎなどで、体の中に余分な熱がこもり、便が乾燥して硬くなることで起こる便秘。大喰い、早喰いの人もなりがち。口臭や、食事をするとすぐ汗が出るなどの症状がある。余分な熱を取り去る食材選びが肝心で、特に体の熱を冷ますバナナは有効。

❖ とり入れたい食材

バナナ、セロリ、白菜、こんにゃく、ゴーヤ、スイカ、青菜

スさせることが大切。緊張をほぐす効果のある香りの強い食材のパワーを借り、手軽なジュースを朝、空腹時に飲みましょう。冷えやすい人は果物を冷蔵庫から出して常温に戻してからジュースにするか、ジュースを飲む前後に100mlくらいの白湯を飲めばOK。

〈セロリとミントのスムージー〉

セロリ50gとミント5g、皮をむいたりんご$\frac{1}{2}$個、レモンの搾り汁少々を水100mlとともにミキサーにかける。

〈冷え便秘によいシナモンしょうが白湯〉

シナモン小さじ$\frac{1}{3}$、すりおろしたしょうが1片分をカップに入れ、湯150~200mlを加えて、朝一番に水分補給代わりに飲む。

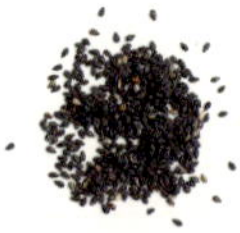

黒ごまは気血を補い、腸内を潤します。肝と腎の働きを高め、肌や髪のパサつき、若白髪にも。

乾燥便秘タイプ（血不足）

ほうれんそうとにんじんの黒ごま和え

ほうれんそうとにんじんが血を補い、
滋養強壮効果のある黒ごまとはちみつが
腸の乾燥を防いでくれます。
香ばしい黒ごまの香りがたまりません。

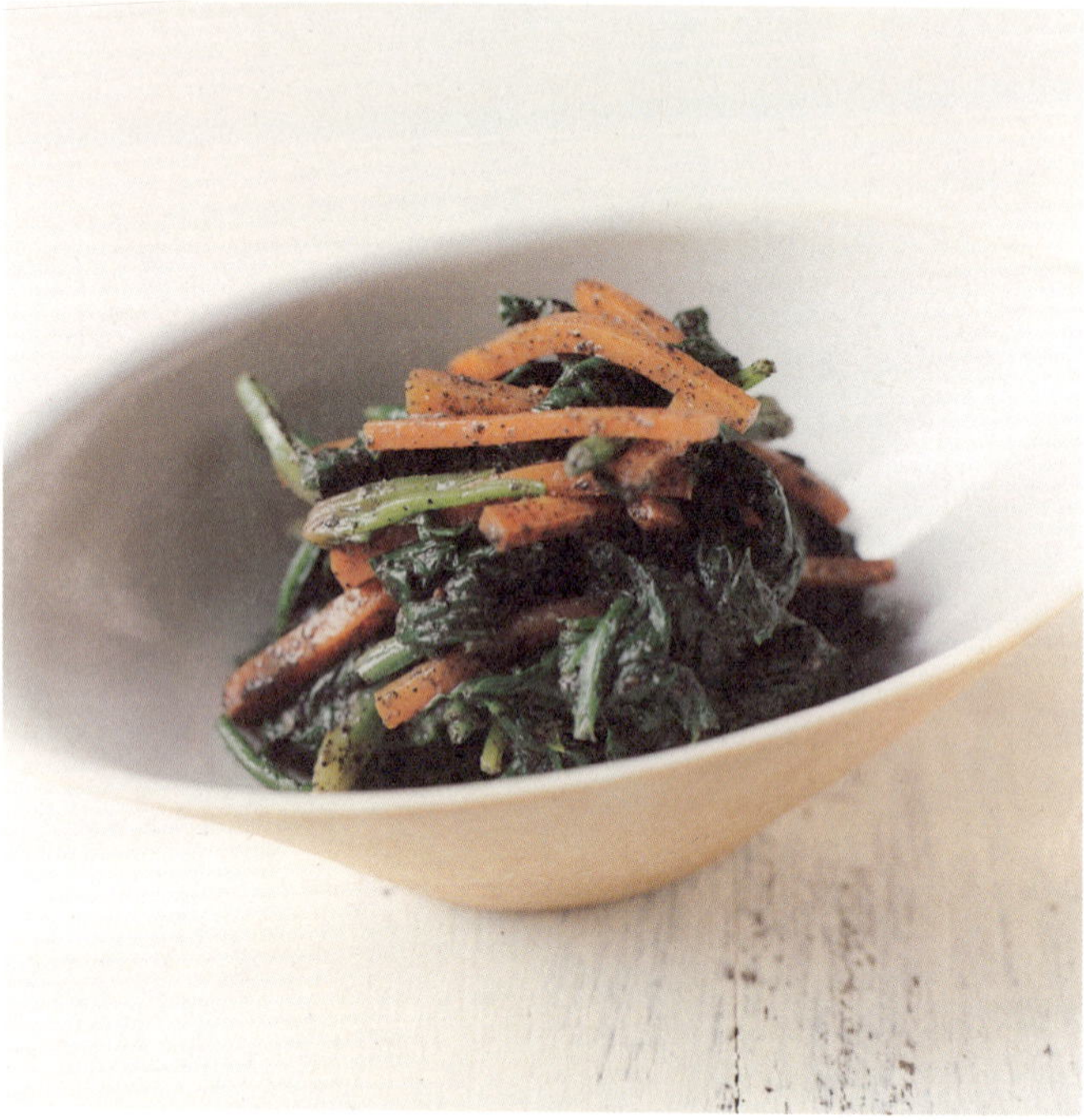

瘀血
気滞
血虚
気虚
腎虚

《 材料2人分 》
ほうれんそう　1束
にんじん　50g
黒ごま　25g
しょうゆ　小さじ1と1/2
はちみつ　大さじ1

〈 作り方 〉
① ほうれんそうは塩（分量外）を加えた熱湯で茎、葉の順にゆでて冷水に取り、水気をしぼって4cm長さに切る。
② にんじんは4cm長さの千切りにして熱湯でさっとゆでる。
③ フライパンで軽く炒った黒ごまをすり鉢に入れてよくすり、しょうゆ、はちみつを加えてよく混ぜる。
④ ①と②を③に加えて和え、器に盛る。

［ POINT ］
黒ごまは、手間のようですが一度フライパンでから炒りしてから、すり鉢ですってください。そのまますするのとは風味がまるで違います。

乾燥便秘タイプ(津液不足)

小松菜のホタテ豆乳クリームソース

体の中の余分な熱を取り、腸を潤す小松菜は
乾燥からくる便秘にぴったり。
缶詰のホタテのくずし身と豆乳で作るクリームソースを
かければ潤い効果もアップ。

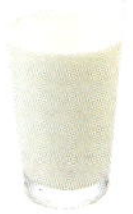

肺の働きを高めて腸の渇きを解消し、乾燥便秘に有効な豆乳。から咳や痰の改善にも効果的。

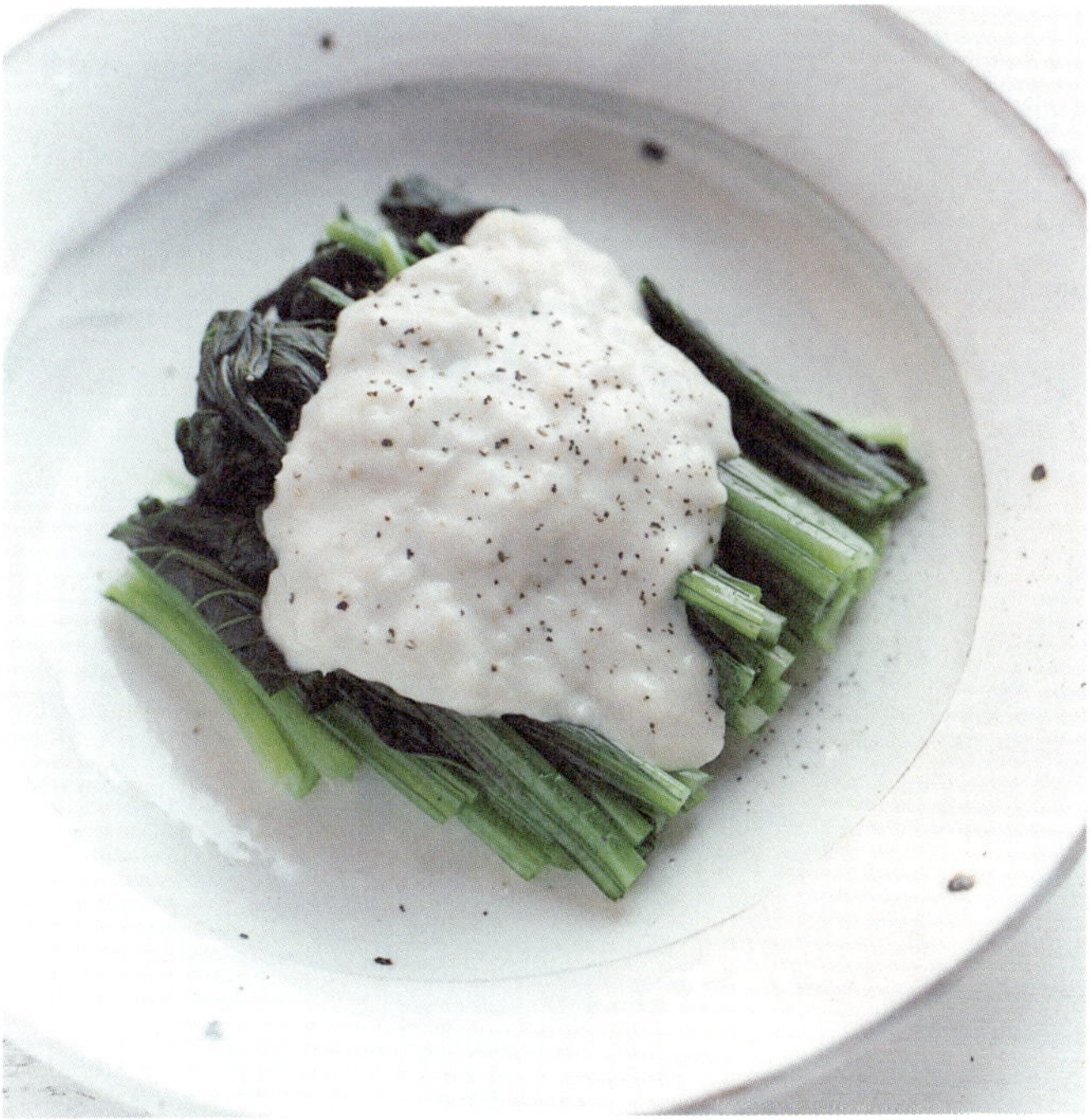

瘀血

気滞

血虚

気虚

腎虚

《 材料2人分 》
小松菜　1束
ホタテ缶詰(くずし身)　1缶(45g)
豆乳　1カップ
にんにく(みじん切り)　1/2片分
塩　少々
粗挽き黒こしょう　少々
ごま油　小さじ1

〈 水溶き片栗粉 〉
片栗粉　小さじ2
水　小さじ3

〈 作り方 〉
① 小松菜は塩(分量外)を入れた熱湯でゆでてざるに取り、水気をしぼって5cm長さに切る。
② フライパンににんにくとごま油を加えて熱し、香りが出たら、ホタテ缶詰(汁ごと)と豆乳を加えて弱火で温め、塩で味付けする。
③ ②に水溶き片栗粉を加え、軽く煮立ったら、火をとめる。
④ ①を器に盛って、③をかけ、粗挽き黒こしょうをふる。

[POINT]
豆乳は強火で加熱すると、分離してしまい舌触りが悪くなるので、必ず弱火で温めてください。そうするとあっさりクリーミーなソースが楽しめます。

気不足便秘タイプ

長いものくるみ味噌焼き

体を潤すくるみとはちみつを加えた赤味噌が好相性。
バターで軽くソテーした長いもは脾の機能を高め、
元気不足の便秘に効果的です。

気を補い、元気をつけてくれる長いも。疲れやすい、食欲がないなどスタミナ不足さんに最適。

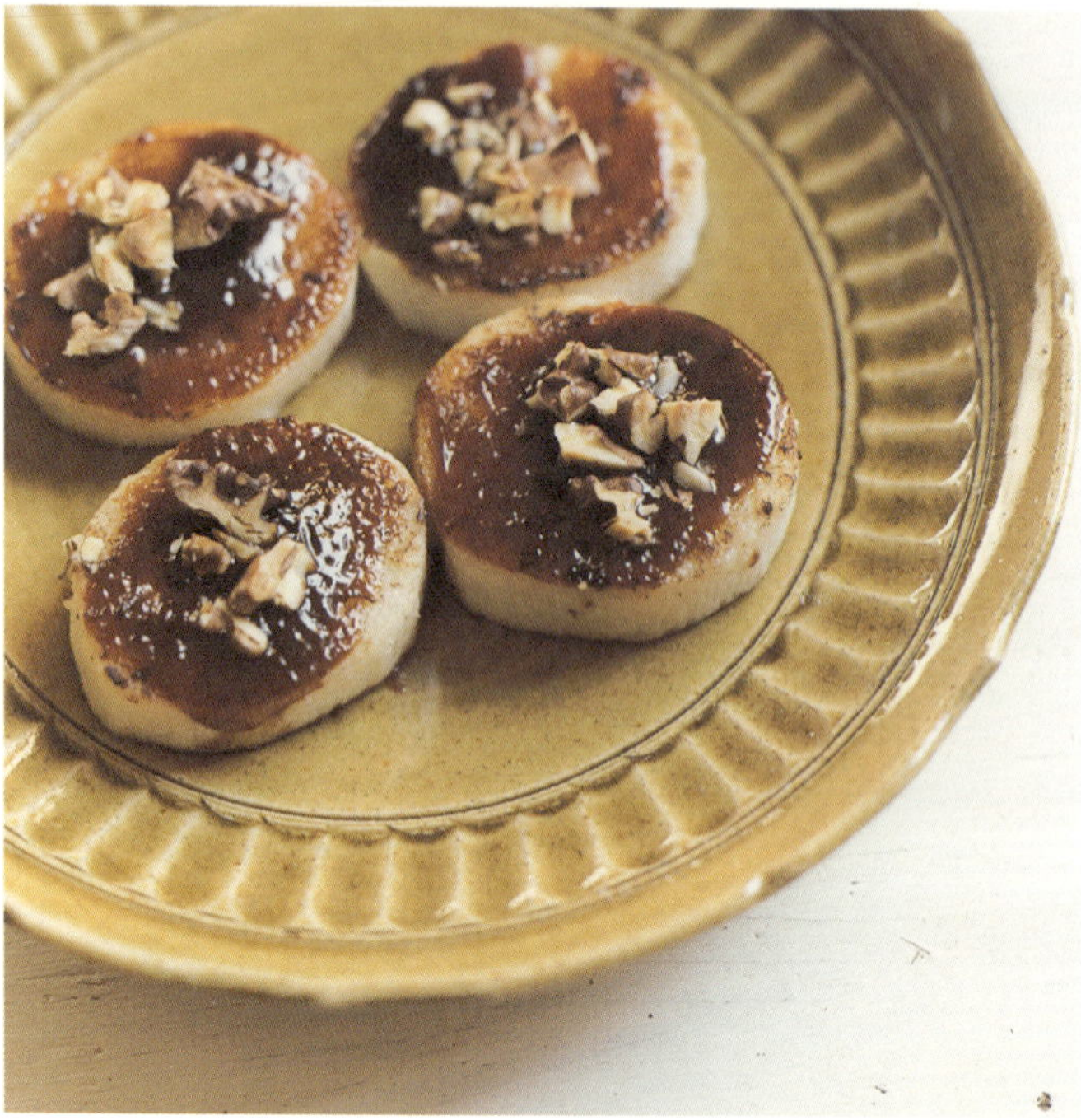

瘀血
気滞
血虚
気虚
腎虚

《 材料2人分 》
長いも　6cm
くるみ　5g
バター　5g

Ⓐ
赤味噌　15g
はちみつ　大さじ1
酒　大さじ1

〈 作り方 〉
① 長いもは皮をむき1.5cm厚さに切り、バターをひいたフライパンで両面をじっくりと弱火で焼く。
② 小鍋にⒶを入れて弱火にかけ、木ベラでよく混ぜながら練りあわせる。
③ ①の表面に②を薄く塗り、粗く刻んだくるみをのせ、オーブントースターで軽く焼き色をつける。

[POINT]
長いもをいったんバターで焼くと、香ばしい風味が出ておいしくなります。バターは腸を潤し便秘にもよいです。忙しいときは、長いもをバターで焼いて、塩、こしょうをふるだけでもOK。

ストレス便秘タイプ

大根と油揚げの味噌汁

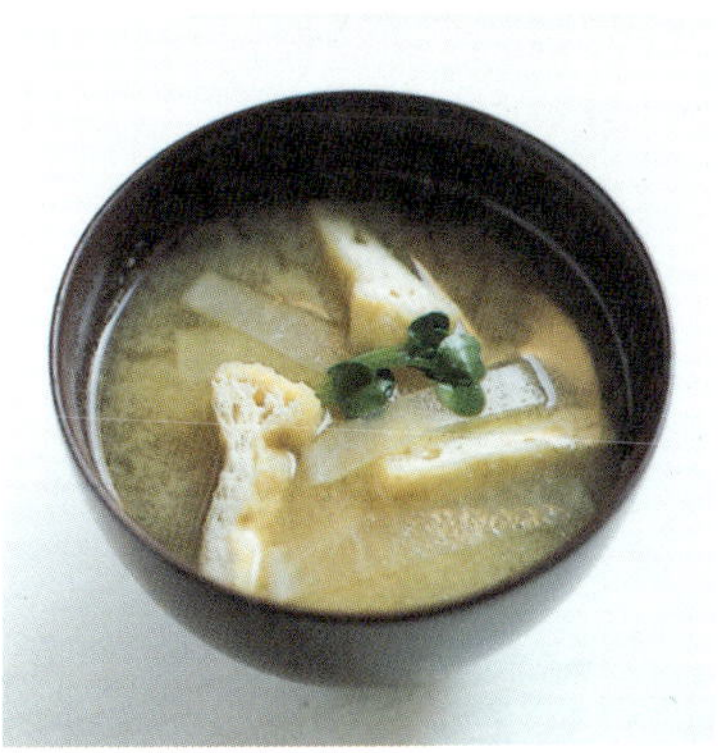

瘀血 気滞 血虚 気虚 腎虚

大根が気の巡りをスムーズにし、
お腹の張りを解消してお通じをよくしてくれます。
油揚げを加えると、コクが出て旨味が増します。

《 材料2人分 》
大根　　2cm
油揚げ　1/2枚
かいわれ大根　少々
昆布かつおだし（P.70参照）
　2と1/2カップ
味噌　大さじ1と1/2〜2（お好みで）

〈 作り方 〉
① 大根は1cm幅程度の短冊切りにする。
② 油揚げはさっと熱湯をかけて油抜きをしたあと、1cm幅の短冊切りに。
③ 鍋に昆布かつおだし、①、②を入れ、大根がやわらかくなるまで弱火で煮る。
④ 味噌を溶き入れ、器に注ぎ、かいわれ大根を飾る。

消化を助けて、お腹の張りの改善に効果的な大根。乾燥便秘、ストレス便秘にもおすすめ。

冷え便秘タイプ

焼きねぎ

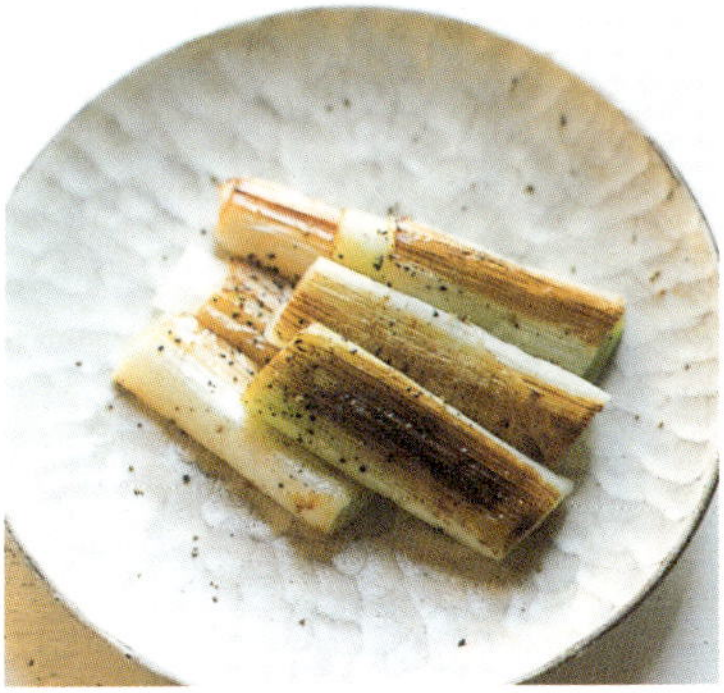

瘀血 気滞 血虚 気虚 腎虚

気血の巡りをよくして、寒気を追い払ってくれるねぎは、冷えが原因の便秘に効果的。
じっくり焼き目をつけて、ねぎの甘みを味わって。

《 材料2人分 》
長ねぎ（白い部分）　2本
オリーブオイル　大さじ1
塩　少々
粗挽き黒こしょう　少々

〈 作り方 〉
① 長ねぎは半分の長さに切り、オリーブオイルを熱したフライパンでふたをして弱火で8分程度焼く（ときどき箸でひっくり返しながら、全体をまんべんなく焼く）。
② 火が通って長ねぎがしんなりしたらふたを取り、水分を飛ばして塩、粗挽き黒こしょうをふりかけて、食べやすい長さに切る。

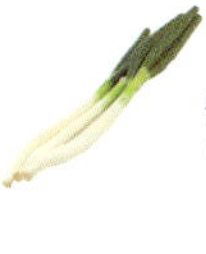

発汗作用があるねぎは、悪寒や関節の痛みを伴う風邪の初期症状にもよく効きます。

慢性疲労

なんだかいつも疲れている、しっかり眠ってもなかなか疲れが抜けない……なんてことは、ありませんか？　はっきりとした病名はつかないけれど、本人はつらいこのお悩みは、中医学的にみると、気の不足（気虚）が原因だと考えられます。

　気とは目には見えませんが、私たちの体を動かしている、とても大切な生命エネルギー。気が不足すると、体温の維持が難しくなるため、普段から低体温になり免疫も下がります。すると、すぐに風邪をひいたり、体が重だるかったりと、常に不調に悩まされがちに。食が細い、胃腸が弱くて下痢や軟便気味か、逆になかなか便意をもよおさない、舌に歯の跡がつく、などは典型的な気不足タイプの特徴です。

　気が不足している人は、体を温める力も弱く、体の中が常に冷えている状態なので、冷たい食べ物や生ものはなるべく避け、体を温めてくれる食材を調理法にも工夫しながら意識してとり入れることが大切です。

　また、体のトラブルだけでなく、心のパワーもダウンしやすいのが現代女性。心の疲れからくる落ち込みや、無気力状態には、気の補充に加えて精神を安定させてくれる食材がおすすめです。

❖ とり入れたい食材

気を補う→いわし、きのこ、米、雑穀、豆類、いも類、にんじん、鶏肉、なつめ、栗、ブロッコリー

精神安定→百合根、なつめ、五加参（シベリヤにんじん）、小麦

邱先生の慢性疲労に効く養生法

〈頭のマッサージ〉

エネルギーが滞りやすい頭部をマッサージすると、だるさが取れて気分がすっきりしてきます。両手の人さし指、中指、薬指の3本の指をそろえて、頭のてっぺんにある「百会」というツボを10回押します。続いて髪の生え際に沿って、額の中央から耳を通り、首筋までをやさしく指圧していきましょう。これを3、4回繰り返します。デスクやお風呂など、どこでもできるので、疲れたときに行なってみて。

〈梅にんじん茶〉

五加参茶や高麗人参茶に梅ジュースや梅シロップを加えると、とても飲みやすく、体と心のパワーもUP。

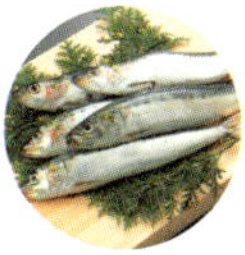

気力を高め、心身の疲れに有効ないわし。血の巡りも改善するので肩こりや血栓予防に◎。

いわしの梅煮

気を補って元気をつけてくれるいわしを、
疲労回復効果の高い梅干し、体を温めるしょうがと一緒に
煮たいわしの梅煮。疲れがたまって
パワー不足の方に最適な、ごはんにあう和のおかずです。

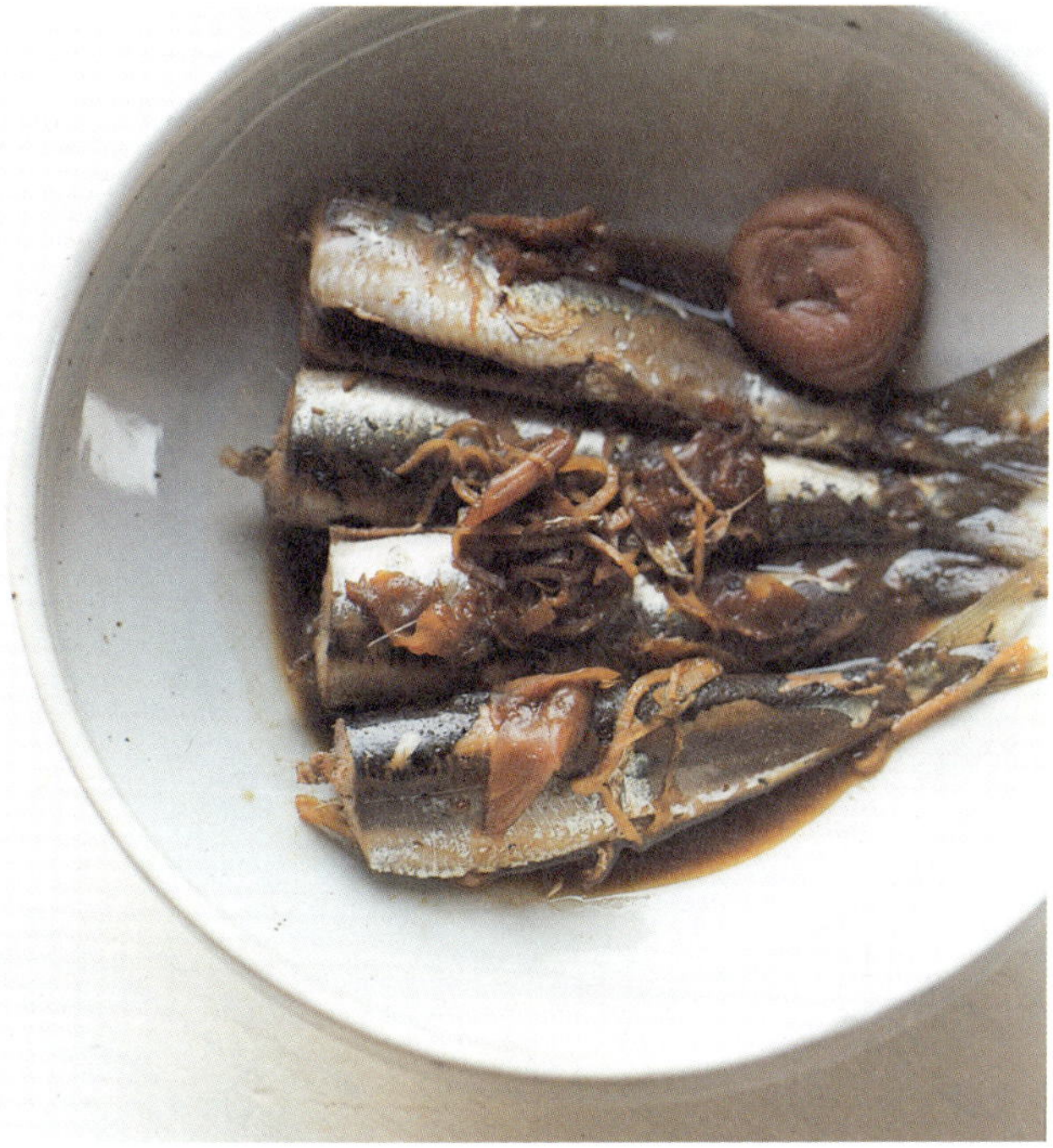

瘀血
気滞
血虚
気虚
腎虚

《 材料2人分 》
いわし　4尾
梅干し　2個
しょうが　1片
水　4カップ
酢　大さじ3

〈 煮汁 〉
水　1カップ
酒　1/2カップ
しょうゆ　大さじ2
みりん　大さじ2
黒砂糖　大さじ1/2

〈 作り方 〉
① いわしは頭を落として内臓を取り、塩水の中でよく洗い、
余分な水分をキッチンペーパーでふき取る。
② 鍋に水と酢を入れて沸騰させ、①を入れ中火で5分ほど下ゆでする。
③ ②をざるにあげて水気を切る(このときにやさしくやらないと皮がすぐ取れるので注意!)
④ 鍋に煮汁と、しょうがの千切り、梅干しを入れて火にかける。
煮立ったらいわしを並べ、クッキングペーパーなどで
落としぶたをし、弱火で30分ほど煮る。

[Point]
梅はお好みでつぶして煮汁となじませてもおいしいです。

きのこと鶏肉と栗の雑穀リゾット

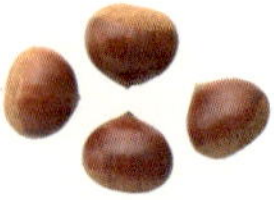

腎を補い筋肉や骨を強くする栗。体を温め、気も補うため、疲労回復や体力不足にも効果的。

虚弱体質の改善に役立つきのこ類と、
冷えや体力不足によい鶏肉のリゾット。
お米や雑穀は元気をつけ慢性疲労に効果的。
腎を補う栗は、足腰のだるさや老化防止にも有効です。

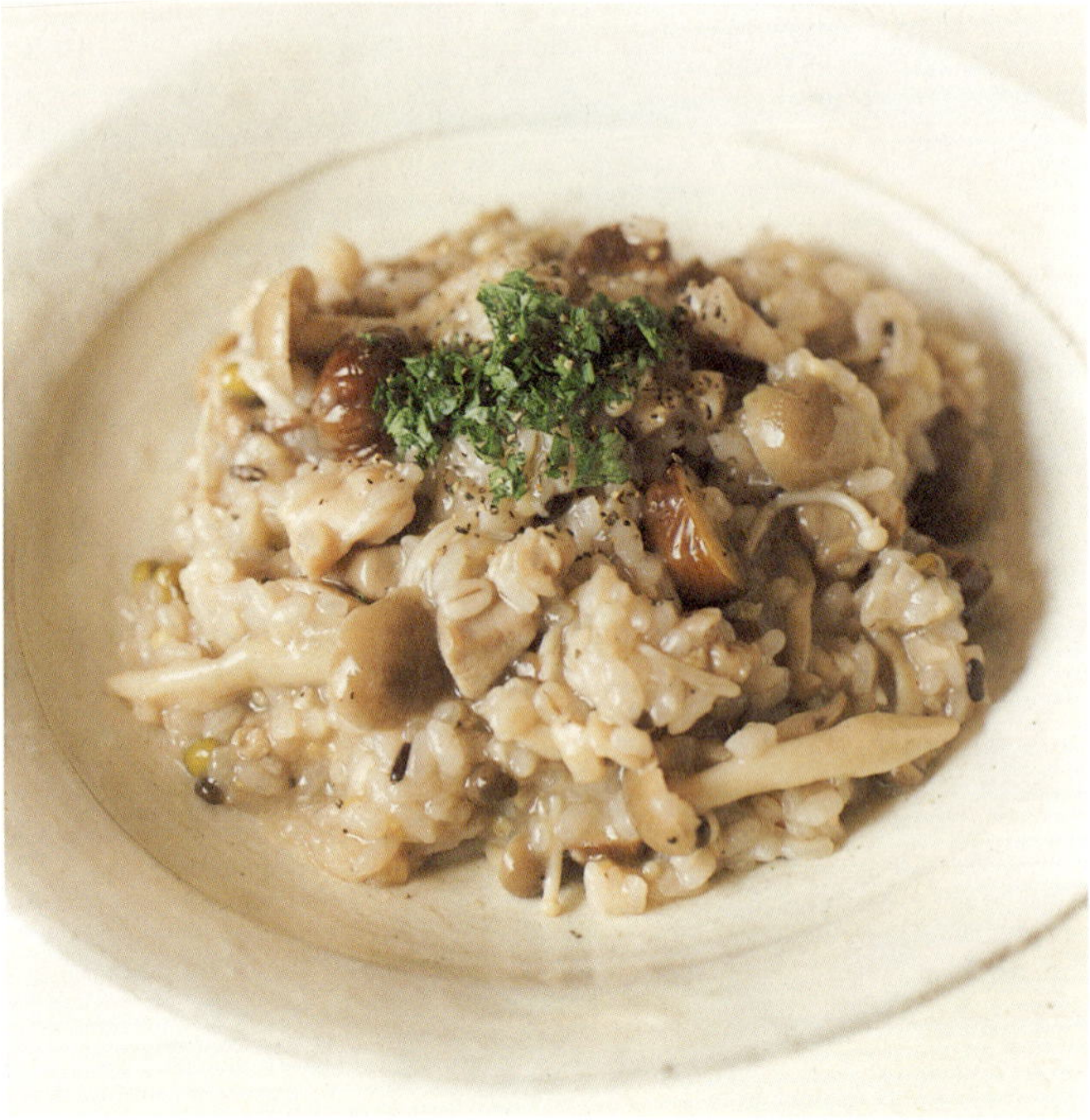

瘀血
気滞
血虚
気虚
腎虚

《材料2人分》
米　130g
雑穀ミックス　30g
玉ねぎ　1/2個
しめじ　80g
えのき　40g
鶏もも肉　160g
むき甘栗　8個
塩、粗挽き黒こしょう　各少々
パセリ（みじん切り）　少々
コンソメスープ　（市販の無添加コンソメ顆粒14.5gを湯5と1/2カップに入れたもの）
にんにく　2片
オリーブオイル　小さじ4

〈作り方〉
① きのこは石づきを取る。しめじはほぐし、えのきは半分の長さに切る。
② 玉ねぎとにんにくはみじん切りにし、鶏もも肉は一口大に切る。
③ 厚手の鍋（フライパンでも可）にオリーブオイルをひいて火にかけにんにくと玉ねぎを炒め、玉ねぎがしんなりしたら、しめじ、えのき、鶏もも肉を入れて中火で炒める。
④ 鶏もも肉の色が変わってきたら、米と雑穀を入れ、米にオイルがなじむように弱火で炒める。
⑤ ④にコンソメスープを入れ、ときどきかき混ぜながら米がやわらかくなるまで中火で20分ほど煮て、甘栗を入れる。
⑥ 塩、粗挽き黒こしょうで味をととのえ、器に盛りパセリをちらす。好みで仕上げにオリーブオイルをたらしてもよい。

[POINT]
コンソメスープは、ちょっと薄味くらいがちょうどいいです。

風邪

忙しさが落ち着いてほっと気が抜けたときや、生理中やその前後にもひきやすい風邪。風邪は疲れた体を休ませるためのサインなので、できれば薬を飲むより、しっかり休んで体をリセットさせることも必要です。自分のなりやすい風邪のタイプを知り、早め早めに手を打つのが肝心です。また、普段から風邪をひかないためには、免疫や抵抗力を高める食材(豆類、きのこ類、いも類、米類など)を意識してとり入れるとともに、充分な睡眠を心がけましょう。

(1) 冷え風邪

症状としては、寒けがして、水のような鼻水が出る、頭痛、筋肉痛、体の節々が痛む、白くて薄い痰が出る、発熱があるときは強い寒けが伴う、など。体を中から温め、発汗を促して風邪を追い払って。

❖ とり入れたい食材

しそ、しょうが、ねぎ、シナモン、黒糖、紅茶

(2) 熱風邪タイプ

症状としては、高熱が出る、のどが腫れて痛みがある、口が渇く、鼻水や痰が黄色く粘りがある、熱があっても寒けはあまりない、など。この場合、安易に解熱剤を使うより、休養に徹し体にこもった熱を冷ます食養生を。

❖ とり入れたい食材

菊花、緑茶、ミント、大根、白菜、ごぼう、葛粉、キウイフルーツ、スイカ

(3) 胃腸風邪タイプ

胃腸の不調からくる風邪で、吐き気、嘔吐、食欲不振などが起こる。暴飲暴食をしがちな人や、胃腸がもともと弱い人がなりやすい。胃腸に負担をかける刺激の強い食材は避け、胃を休めて。スープなど消化がよく胃腸に負担をかけない調理を心がけるのが第一。

❖ とり入れたい食材

長いも、じゃがいも、さつまいも、かぼちゃ、キャベツ、米

邱先生の風邪に効く養生法

①冷え風邪

〈お風呂に入らず足浴〉

入浴後はかえって体が冷えてしまうので、シャワーも含めてお風呂には入らないほうが無難。その代わりに熱めの湯で足浴しながら、足指と足指の間をこすると体が楽になります。ただし、上半身は着込んであたたかくして。

②熱風邪

〈スムージーで水分補給〉

発熱は邪気を追い出すためなので、可能な限り、熱は薬で下げず、体と闘わせて。熱風邪をひくと体内水分を失いやすいので、フレッシュフルーツのスムージー(キウイ、リンゴ、グレープフルーツ、フレッシュミントをちぎり入れ、ミキサーにかける)で水分を補充しながら熱発散を。

③胃腸風邪

〈おへそをカイロで温める〉

おへそにふたをするように、カイロを当ててお腹を温めて。胃の調子が悪いときはおへその上、下痢のときは下腹を温めるとよい。

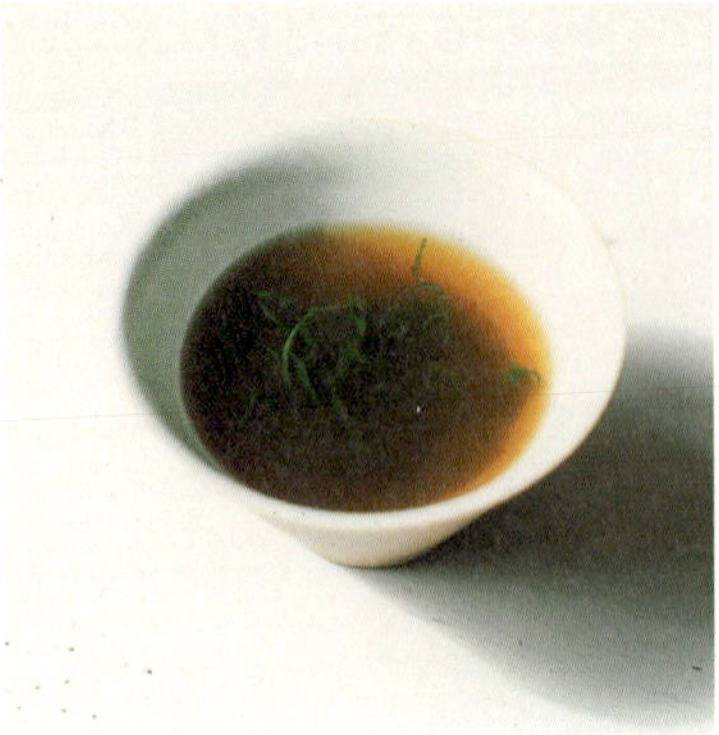

瘀血 気滞 血虚 気虚 腎虚

冷え風邪タイプ

しそ黒糖しょうが茶

黒糖としょうがで体を中から温め、
しそが発汗を促して、冷えを取り除いてくれます。
ぞくぞくと寒気を感じる風邪に効果的。

《 材料1人分 》
しそ　3枚
ジンジャーパウダー　少々
黒糖　お好みの量
湯　1カップ

〈 作り方 〉
① カップに、しその千切り、ジンジャーパウダー、黒糖を加えて熱湯を注ぎ、よく混ぜる。

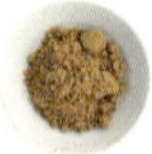

体を温め、血行不良の改善に役立つ黒糖。冷えからくる風邪の初期症状のほか、生理痛、生理不順にも効果的。血も補ってくれます。

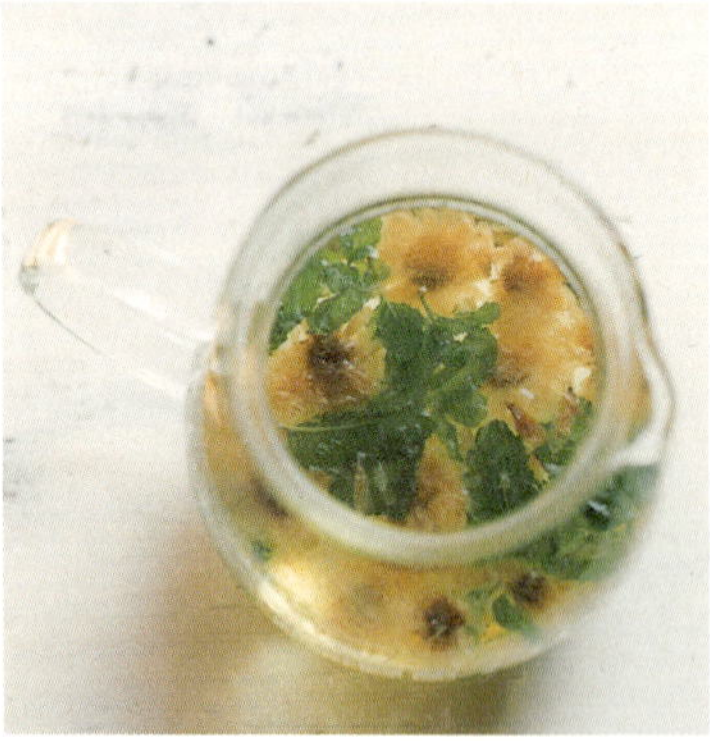

瘀血 気滞 血虚 気虚 腎虚

熱風邪タイプ

ミント菊花茶

のどの腫れや痛みなどがある、熱をもったタイプの風邪には、
熱を冷まして解毒してくれる、
ミントと菊花の組み合わせがおすすめです。

《 材料2人分 》
ミント（生葉）　2g
菊花　8輪
熱湯　2カップ

〈 作り方 〉
① ポットにミントと菊花を入れ、熱湯を注いで2分程度蒸らし、香りが出たらでき上がり。

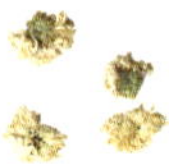

体内にたまった余分な熱を抑え、解毒の働きがある菊花。のどの痛みなどの炎症をやわらげて、頭痛の緩和にも役立ちます。

胃腸風邪タイプ

かぼちゃのポタージュ

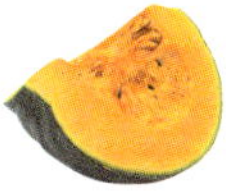

脾の働きを高め、元気をつけてくれるかぼちゃ。体を温め、消化吸収力もアップ。

体を温めて、気を補ってくれるぼちゃは、
気が不足しているために、風邪に対抗する抵抗力が
落ちているような人に最適。
温かいスープでまずは元気をつけて。

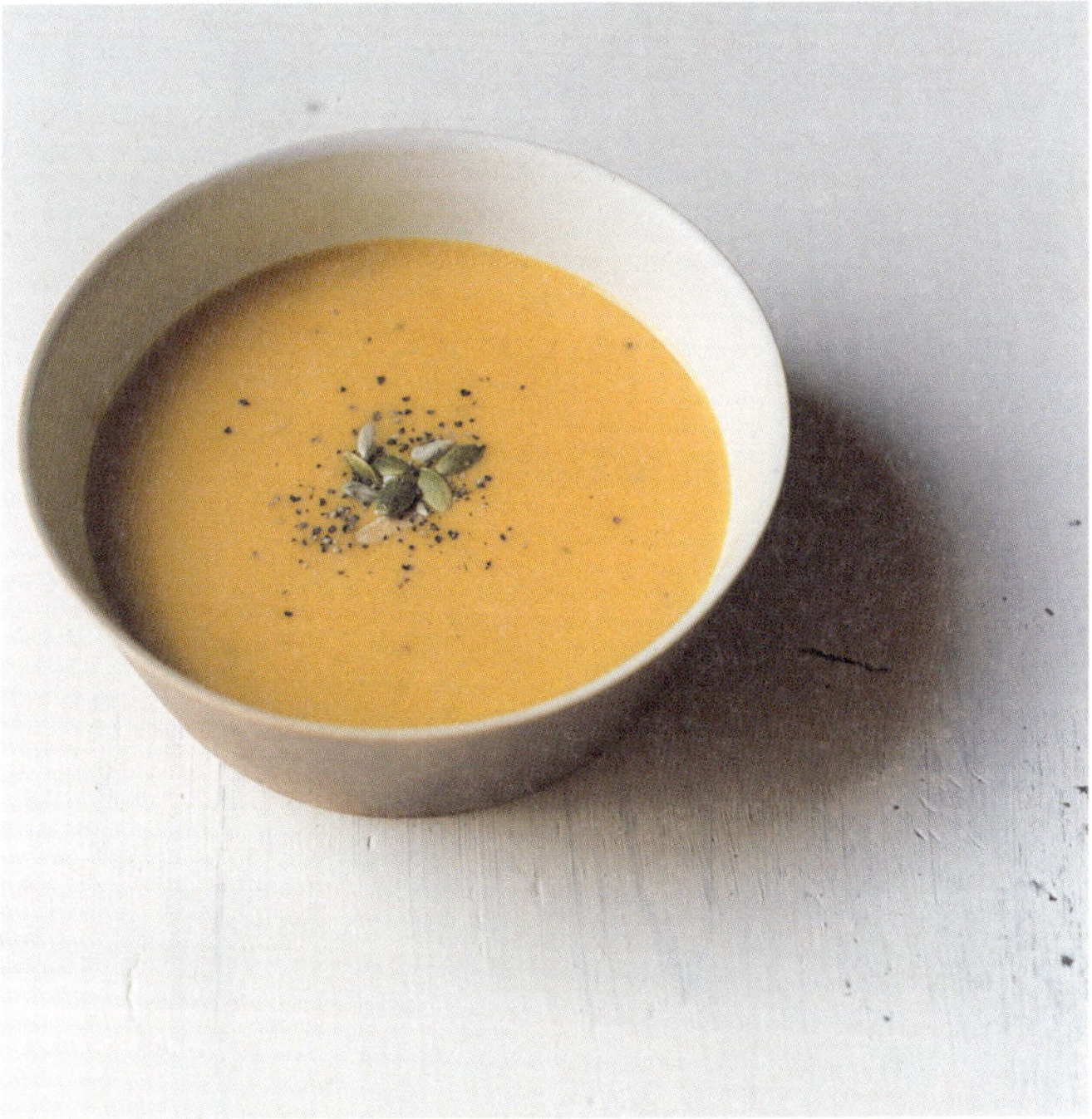

瘀血
気滞
血虚
気虚
陰虚

《材料2人分》
かぼちゃ（正味）　200g
玉ねぎ　1/4個
水　1カップ
豆乳　1カップ
塩　少々
粗挽き黒こしょう　少々
オリーブオイル　小さじ1

〈作り方〉
① かぼちゃは皮を包丁でむき、2cm角に切る。
玉ねぎは薄切りにする。
② 鍋にオリーブオイルを熱し、玉ねぎをしんなりするまで炒める。
かぼちゃと水を加え、弱火で15分程度ふたをして煮る。
③ かぼちゃがやわらかくなったら、ミキサーにかけて鍋に戻し、
豆乳を加えて弱火で温め、塩と粗挽き黒こしょうで
味をととのえる。

[POINT]
豆乳を加えてからは、必ず弱火で加熱してください。火が強いと豆乳が分離して、ポタージュスープの舌触りがなめらかでなくなります。

イライラ

「頭に血がのぼる」という言葉がありますが、イライラして怒りっぽいときは、日々のストレスなどの影響で気が滞り、まさに頭に熱がのぼっている状態。食養生では気の巡りをよくする食材を選び、こもった熱を鎮めて興奮をクールダウンさせて改善に導きます。

　中医学では、ストレスと関わりが深いのは五臓の肝《かん》です。肝はメンタルに関連する自律神経をつかさどっているので、肝の働きが弱まると、気の巡りが停滞し、ストレスにも弱くなるばかりか、脾《ひ》にも影響が及んで食欲が落ちたり、胃腸機能が低下したりします。

　ストレスはなるべくため込まないのがベストですが、なかなか根本的な解決は難しいことも多いので、そんなときは、まずはすぐに試せるリラックス法として、香味野菜や柑橘類などの食べるアロマをとり入れましょう。生理前に起こるイライラ（ＰＭＳ）にも有効です。

❖ とり入れたい食材

セロリ、春菊、三つ葉、パセリ、香菜、ゆず、オレンジ、グレープフルーツ

邱先生のイライラに効く養生法

〈イライラの感情を紙に書いてすっきり！〉

怒りっぽくなったり、イライラして爆発しそうなときに我慢は禁物。自分の気持ちを正直に紙に書き出してみましょう。ネガティブな気持ちも、表現をすることで上手にガス抜きできるはず。

〈お風呂で背中マッサージ〉

ＰＭＳなど体の気が滞ってイライラしているときは、肩がこったり背中がこわばりがち。背中をやさしくなでるだけでも気持ちが落ち着きますが、入浴時に手軽にできる、セルフマッサージもとり入れて。体を洗うタオルで、石けんをつける前に、首からウエストの上まで体を洗う要領でマッサージ。自分で自分を大切に思う、そんな気持ちをこめて行なってみましょう。

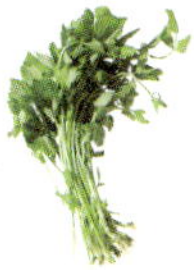

春先に出回るせりは体内の余分な熱を冷まし、ストレスを緩和するほか、むくみにも有効。

せりとゆずの香りそば

薬膳では香りのよい野菜や柑橘類は気の巡りを改善し、
イライラの解消に役立つといわれています。
鶏肉に片栗粉をまぶしてから
だしに加えるひと手間で、一層おいしくなります。

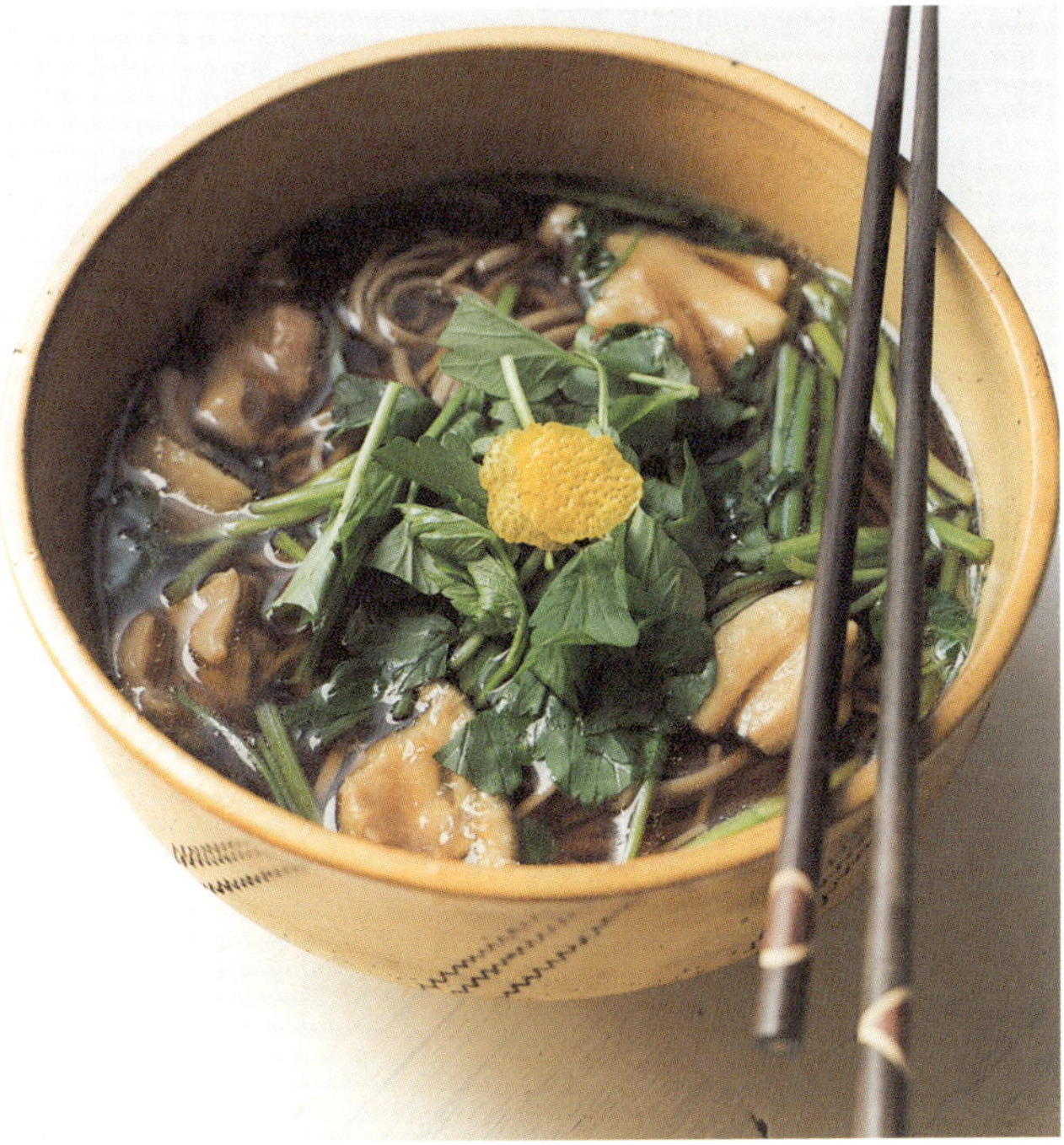

瘀血

気滞

血虚

気虚

腎虚

《 材料2人分 》
そば(乾燥)　160g
せり　1/2束
鶏もも肉　100g
塩、酒　各少々
片栗粉　少々
ゆずの皮　適量

〈 だし 〉
昆布かつおだし(P.70参照)
3と1/2カップ
みりん　大さじ2
しょうゆ　大さじ4と1/2
酒　大さじ3

〈 作り方 〉
① 鶏肉は一口大のそぎ切りにして塩と酒で下味をつけ、片栗粉をまぶす。
② せりは、根を落とし4cm長さに切る。
③ 鍋にだしの材料を入れて火にかけ、煮立ったら①を加えアクを取りながら火を通す。
④ そばを表示通りにゆで、ざるにあげて水でしめたあと、さっと熱湯をかける。
⑤ 水気を切ったそばを③の鍋に入れて火にかけ、熱くなったら器に移して、せりとゆずの皮をのせる。

[Point]
下味をつけた鶏もも肉の表面に片栗粉をまぶしてから、だしに加えることで、鶏肉がなめらかで上品な舌触りに変わります。

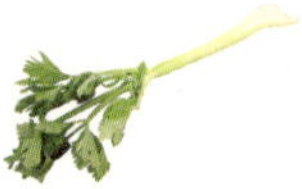

頭にのぼった気を降ろし、ストレスをやわらげるセロリは、高血圧予防にもおすすめ。

いかとセロリの炒め物

血を養い肝の働きを高めてくれるいかと、
特有の香りで気の巡りをよくし、リフレッシュ効果をもたらす
セロリの炒め物。セロリは葉の部分も刻んで
一緒に炒めることで風味が増します。

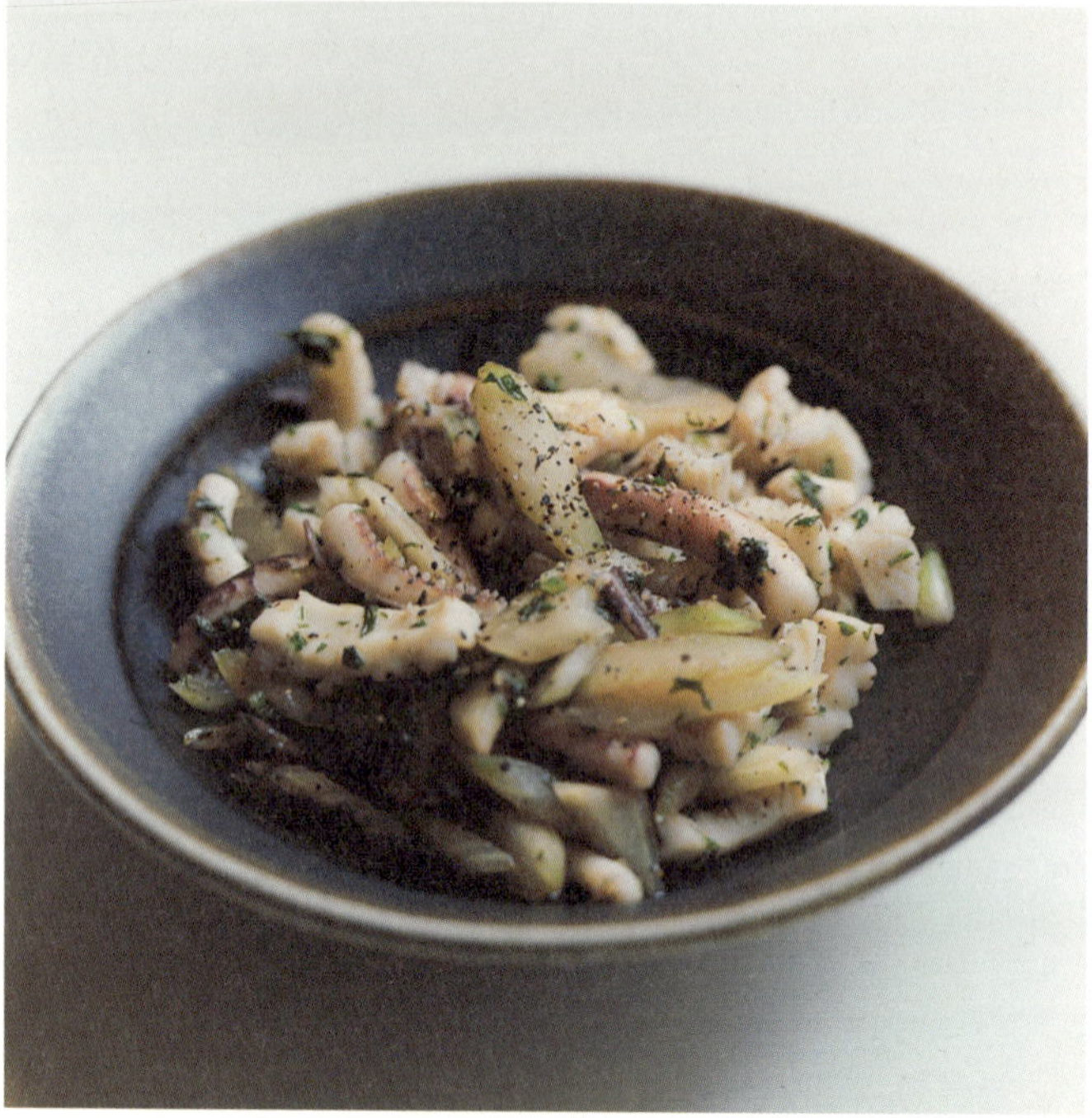

瘀血
気滞
血虚
気虚
腎虚

《 材料2人分 》
いか(下処理済み)　1杯
セロリの茎　1/2本分
セロリの葉　10g
しょうが　1/2片
ごま油　小さじ2

Ⓐ
塩　少々
粗挽き黒こしょう　少々
酒　大さじ1
きび砂糖　少々(ひとつまみ)
ナンプラー　小さじ2

〈 作り方 〉
① いかは胴体に格子状に包丁を入れ、短冊切りにする。足は食べやすい長さに切る。
② セロリの茎はスジを取り、縦半分に切って斜め薄切りにする。葉はみじん切りにする。
③ 鍋に湯を沸かしていかを入れ、くるんと巻いたら、セロリの茎を加えてさっとゆで、引き上げて水気を切る。
④ フライパンにしょうがのみじん切りと、セロリの葉、ごま油を入れて熱し、香りが出たら③を加えて軽く炒め、Ⓐで味付けする。

[POINT]
いかはゆですぎると固くなるので、さっとゆでたら、すぐに引き上げましょう。

眼精疲労

仕事でもプライベートでも、パソコンは使うし携帯だって手放せないとなれば、目は酷使され、疲労した状態になりがち。中医学では、眼の疲れは「肝労《かんろう》」ともいわれ、肝《かん》の健康状態は目にあらわれると考えます。肝が元気なときは目が輝き、肝が疲れていると目の不快症状が生じます。五臓の肝は、血を貯蔵する働きをしていますが、中医学では、ものを見るということは血を消耗することと考えるため、血が不足して目に充分な栄養が行きわたらなくなることで、目の充血、かすみ目、疲れ目、ドライアイなど、さまざまな目の不調が起こるものと考えます。

目を健康に保つには、長時間刺激の強い画面を見続けないこと、目を酷使したときにはホットタオルで温めて目の緊張をゆるめてあげるなど、定期的に目を休ませてあげることが大切です。

それに加えて肝の働きを助け血を補う食材をとり入れることも効果的。「食べる目薬」といわれるクコの実と菊花のお茶は、簡単に作ることができるので、仕事の合間の小休憩に飲むと気持ちもリフレッシュできてよいでしょう。

❖とり入れたい食材

クコの実、にんじん、菊花、レバー、あわび

邱先生の眼精疲労に効く養生法

〈香りと漢方温湿布で疲れ目を癒す〉

目の疲れを取るためには温湿布が効果的。塩と米ぬかを、1：1の割合でブレンドして布袋に入れ、電子レンジで30秒ほど温め、熱すぎないか確かめてから目の上に当ててみましょう。においが気になる場合は、ペパーミントなど清涼感のある精油をたらすとよいでしょう。これは繰り返し使え、使わないときは密閉できるビニール袋に入れて、冷蔵庫で保存して。

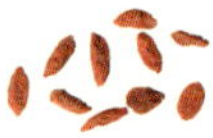

肝と腎の働きを高め、血を補うクコの実。不老長寿の妙薬として知られ老化防止にも有効。

クコ菊花茶

クコの実と菊花はどちらも肝の機能を高め、
眼精疲労、目の乾き、かすみ目などによいとされています。
パソコン仕事のおともに最適なお茶です。

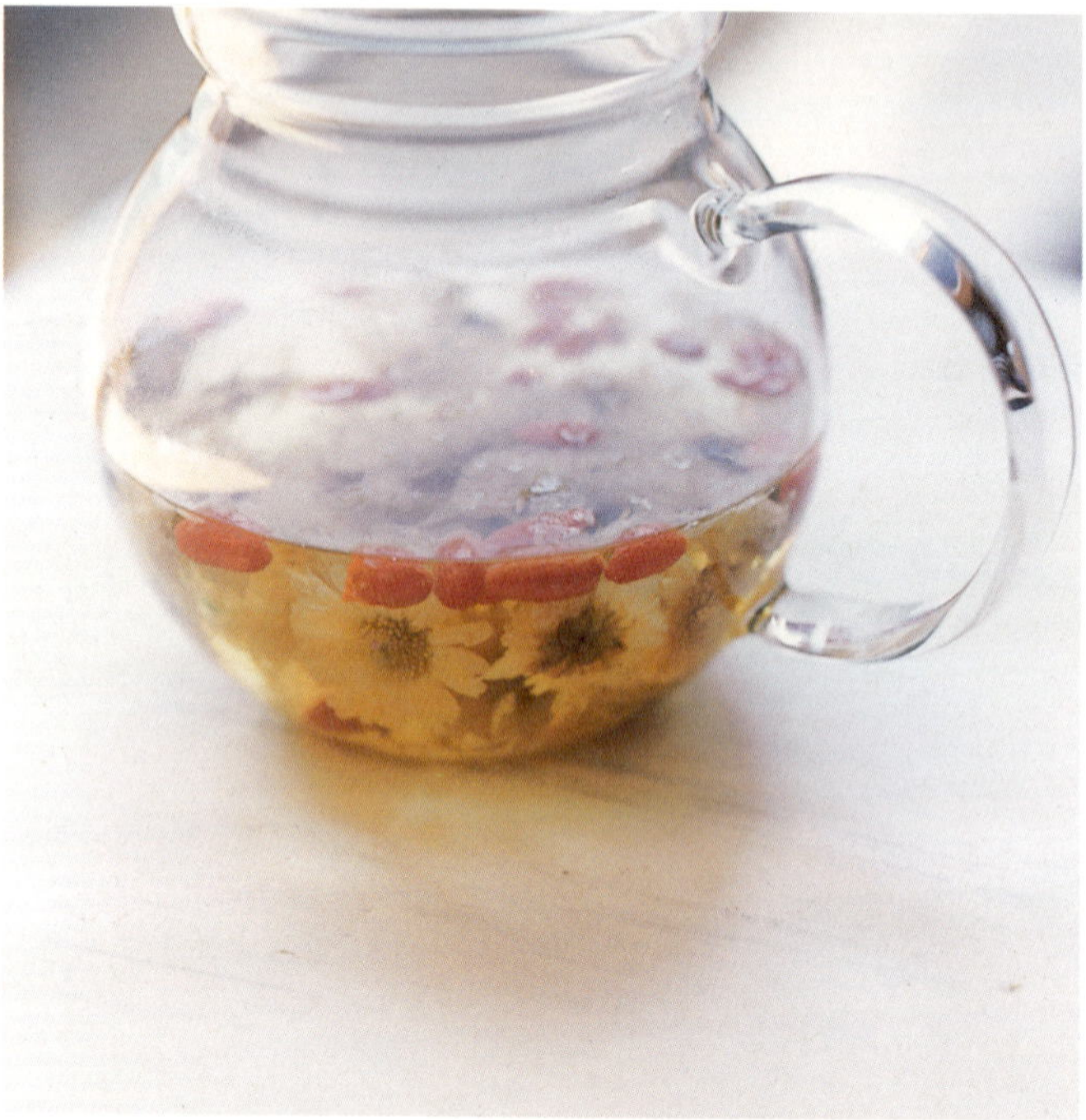

瘀血
気滞
血虚
気虚
腎虚

《 材料2人分 》
クコの実　小さじ1
菊花　8輪
熱湯　2カップ

〈 作り方 〉
① ポットにクコの実と菊花を入れ、熱湯を注いで3分程度蒸らし、香りが出たらでき上がり。

[POINT]
3分ほどおいて蒸らして香りが出たら飲むとよいでしょう。お湯を注ぎ足して、2～3回飲むことができます。

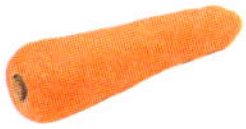

目と関係の深い肝の働きを高めるにんじん。視力低下の改善や、目の乾きやかすみ目などに有効。

にんじんステーキ

血を補い、目のトラブルの改善に効果的な
にんじんを、大胆にステーキにしました。
ゆずこしょう風味のヨーグルトソースがよくあいます。

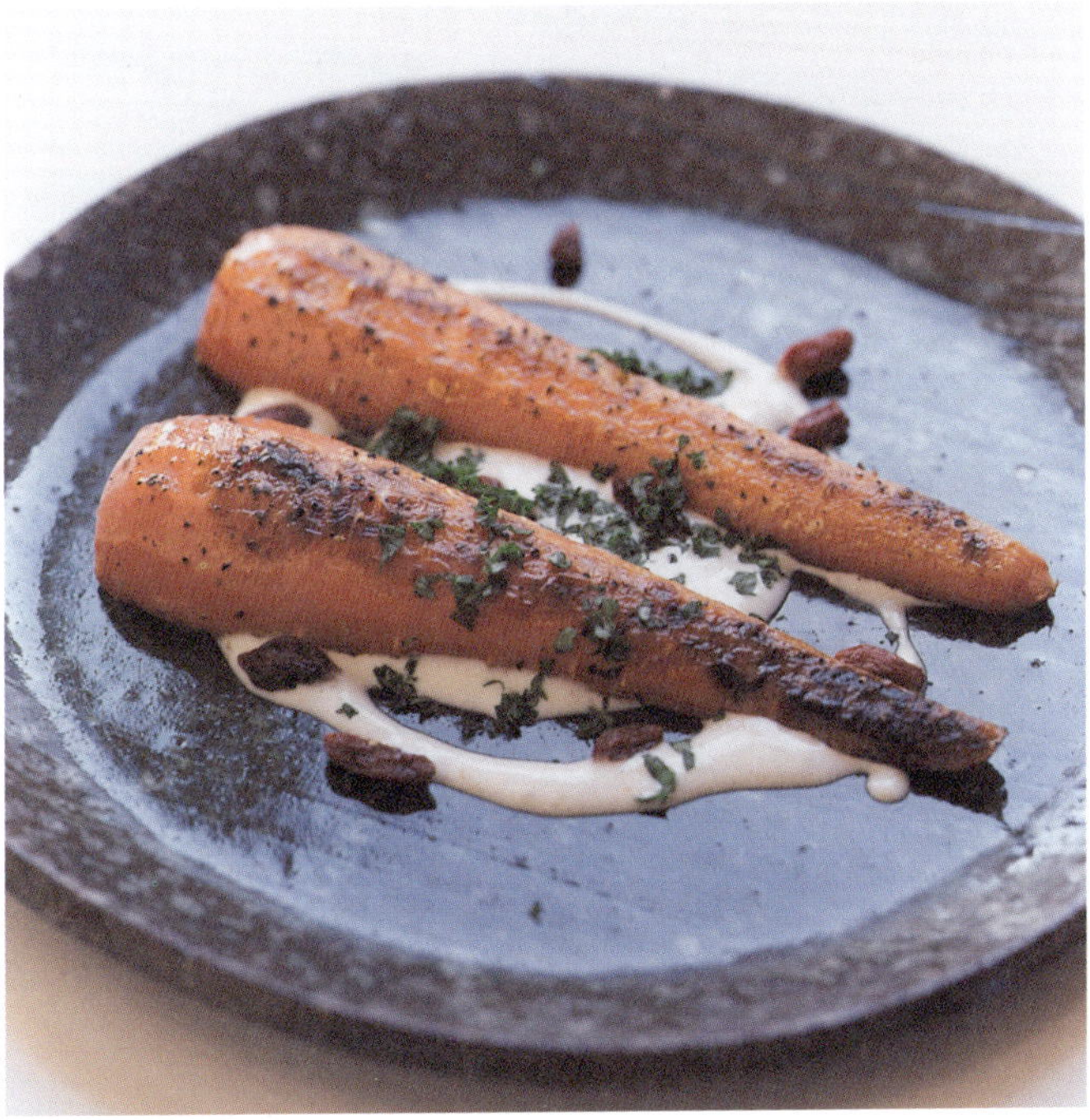

瘀血
気滞
血虚
気虚
腎虚

《 材料2人分 》(写真は1人分)
にんじん　2本
水　大さじ3
粗挽き黒こしょう　少々
オリーブオイル　少々
パセリ(みじん切り)　少々
クコの実　3g

〈 ソース 〉
マヨネーズ　大さじ1
ヨーグルト　大さじ1
ゆずこしょう　少々

〈 作り方 〉
① にんじんはピーラーで薄く皮をむく。
② 耐熱容器ににんじんをのせて水をかけ、ラップをして電子レンジ(600W)で3分加熱する。
③ ソースの材料を混ぜ合わせる。
④ ②を縦半分に切り、オリーブオイルをひいたフライパンで焼き色がつくまで両面焼き、粗挽き黒こしょうをふる。
⑤ 器にソースを敷いて④をのせ、クコの実とパセリを飾る。

[POINT]
にんじんは、電子レンジでやわらかく加熱しておいてから、フライパンで表面にこんがり焼き色をつけます。

不眠

布団に入ってもなかなか眠れない、眠れてもちょっとした物音で目が覚めてしまう、眠れてもよく夢を見て疲れてしまう……など、睡眠にまつわるトラブルは人それぞれです。充分に睡眠がとれないと、朝起きても疲れが抜け切らず、疲れているのに眠れないというのは、とてもつらいものです。

中医学では、思考や睡眠などに関わる精神的な活動には心《しん》がもっとも深く関わっているととらえ、なんらかの原因で心の緊張や高ぶりが抑えられなくなると、睡眠のコントロールができなくなってしまうと考えます。そこで、原則として不眠に関しては心の働きを高めて、精神安定作用のある食材をとり入れることが基本となります。ただしストレスなどが引き金になり、一時的にイライラして眠れないような場合については、肝《かん》の機能に問題がある可能性が高いので、ストレス解消に役立ち、肝の働きをスムーズにしてくれる食材を選びます。

とり入れたい食材

心の機能を高めて精神を安定させる→はすの実、小麦、百合根、あわ、卵黄、はちみつ、なつめ、牛乳

肝の働きをスムーズにする→セロリ、緑茶、菊花、ミント、春菊、トマト

邱先生の不眠に効く養生法

〈寝る前のセルフマッサージ〉

夜熟睡するためには、寝る前のセルフマッサージが効果的。お風呂で温まったあとに、太ももの内側や足の裏、手のひらや手の指と指の間などをもみほぐすとよいでしょう。手のひらの真ん中にある「労宮《ろうきゅう》」というツボや、眉と眉の間にある「印堂《いんどう》」というツボも気持ちを安定させる作用があるので刺激してみて。お風呂のあとの水分補給には安眠作用のあるなつめ茶がおすすめです。

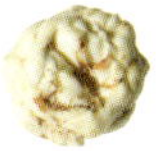

百合根の生薬名は百合(びゃくごう)。心《しん》に働き、不眠のほか情緒不安の改善などに効果的。

百合根茶碗蒸し 梅あんかけ

百合根は心を落ち着かせ精神疲労からくる
不眠や不安感の解消に役立ちます。
卵も精神を安定させるので、口当たりのやさしい
茶碗蒸しにすれば相乗効果が期待できます。

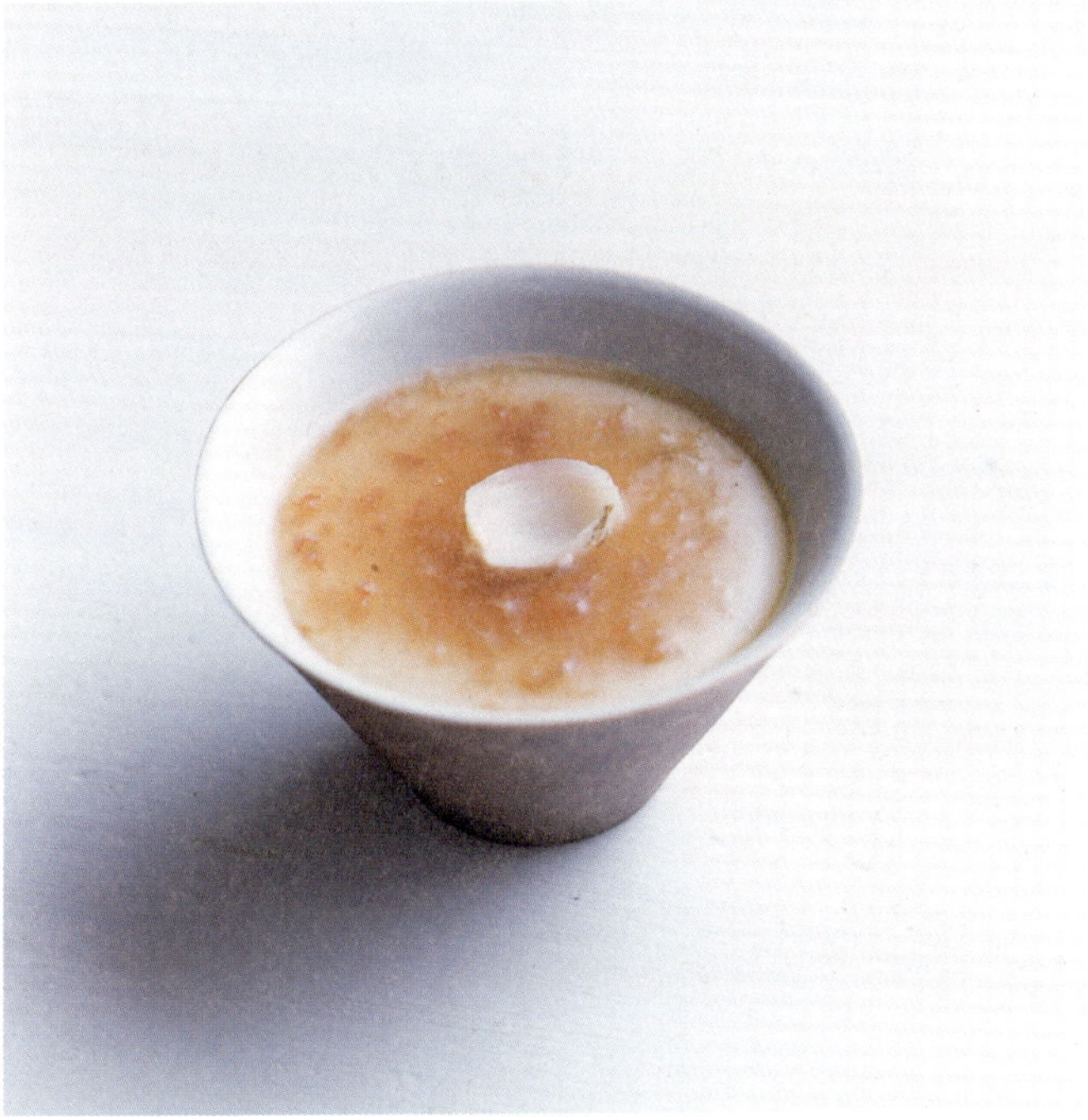

瘀血
気滞
血虚
気虚
腎虚

《 材料2人分 》

卵　1個
昆布かつおだし(P.70参照)　150ml
百合根　8枚

Ⓐ
- 塩　ひとつまみ
- 薄口しょうゆ　小さじ1
- みりん　小さじ2

Ⓑ
- 梅肉(包丁でたたいたもの)　1個分
- 昆布かつおだし(P.70参照)　1/2カップ

〈 水溶き片栗粉 〉

片栗粉　小さじ2/3
水　小さじ1と1/2

〈 作り方 〉

① 百合根は、1枚ずつはがし、熱湯で5分ゆでる。
② 耐熱器に、①を等分に入れる(飾り用に2枚残す)。
③ よく溶いた卵液に冷ました昆布かつおだしとⒶを入れて混ぜ、こし器(ざるでもよい)でこす。
④ ②に③を注ぎ、蒸気の出ている蒸し器に入れ、弱火で15分ほど蒸す。
⑤ 小鍋にⒷを入れ火にかけ、ひと煮立ちしたら水溶き片栗粉を加えてよく混ぜ、とろみがついたら火を止める。
⑥ ④に⑤をかけ、飾り用の百合根をのせる。

[POINT]

卵液はざるで一度こすとなめらかな茶碗蒸しができ上がります。梅あんかけをかけるので、たとえ少々表面にスが立ったとしても、それほど問題ありません。

胃腸の不良

暴飲暴食やストレス、老化による胃腸の機能低下などが起こると、胃がもたれる、食欲がわかない、胃がしくしく痛むなどの症状があらわれます。ときには胃を休ませたり、消化のよい調理法を心がけたり、必ず温かい状態で食べたりなどの対策が基本ですが、さらに詳しくタイプ別に分け、胃痛の対処法を紹介します。

(1) 冷えタイプ

体を冷やすファッションや、冷たい食べ物や飲み物のとりすぎなどがおもな原因。冷えると胃が痛み、温めると痛みがやわらぐ。冷たい物や生ものの飲食は避けて、体を温める食材を積極的にとり入れて。

❖ とり入れたい食材

こしょう、山椒、しょうが、シナモン、八角、鶏肉、羊肉

(2) ストレスタイプ

気の巡りが悪く、胃が張って痛むタイプ。ゲップやガスが多いのも特徴。このタイプはストレスが原因になっていることが多いので、消化を助ける食材に加えて、香りのアロマ効果で精神を落ち着かせてくれる香味野菜や柑橘類がおすすめ。

❖ とり入れたい食材

しそ、三つ葉、春菊、パセリ、ミント、レモン、ゆず、オレンジ、梅干し、大根、かぶ、陳皮

(3) 気虚タイプ

やせていて、あまり食欲がなく慢性的に胃がしくしくと痛むタイプ。胃腸の働きを高めて消化器系を強くする食材がおすすめ。気の不足で体が冷えているので、生ものや冷たい物、胃腸に刺激の強い香辛料などは避けたほうがよい。

❖ とり入れたい食材

山いも、しいたけ、かぼちゃ、なつめ、里いも、キャベツ、生味噌

❖ 消化を助ける代表食材

大根、かぶ、さんざし、オクラ、大麦

邱先生の胃腸不良に効く養生法

〈食べ終わったら少し休む〉

中医学では、胃腸は気力や体力を生み出す場所であると考えます。消化不良は全身の疲労につながってしまうため、食後30分はゆっくり過ごして胃腸の調子を整えましょう。片付けはあと回しにして、お茶やおしゃべりを楽しんで。食べ物がうまく消化されることで体にパワーが充実し、風邪や疲れも遠ざけます。

〈食べる順番を意識〉

下痢のときは腸にやさしい穀物から食べ、野菜はそのあとに。また、便秘のときは食物繊維の多い野菜から食べるといいでしょう。

ストレスタイプ

梅しそ茶

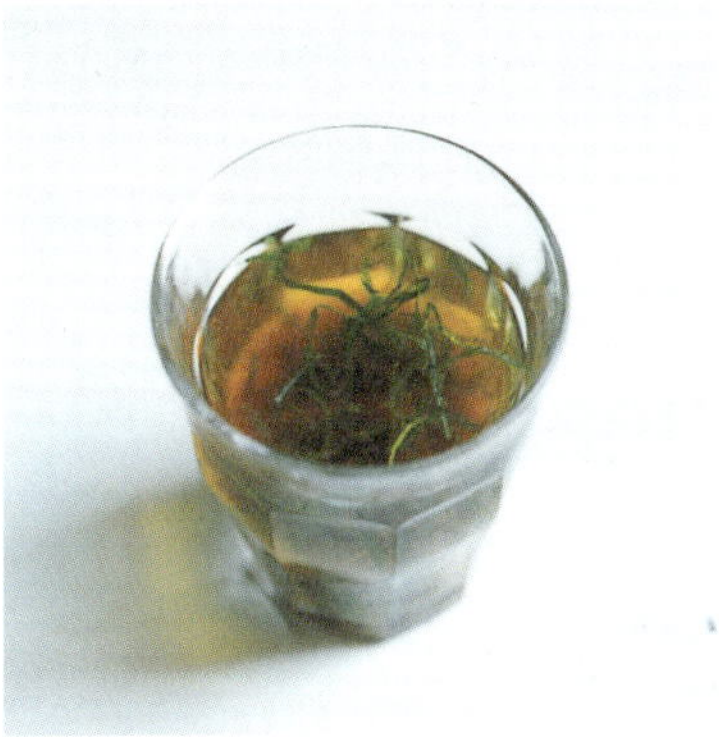

瘀血　気滞　血虚　気虚　腎虚

胃腸の調子を整え疲労回復効果のある梅干しと、気の巡りを改善し、胃腸の働きをよくするしそのお茶。しょうゆをたらすとスープのように飲めます。

《 材料1杯分 》
梅肉　梅干し1/2個分
しそ　3枚
かつおぶし　少々
しょうゆ　少々
熱湯　1カップ

〈 作り方 〉

① カップに梅肉、千切りにしたしそ、かつおぶしを入れて熱湯を注ぎ、しょうゆをひとたらししてよく混ぜる。

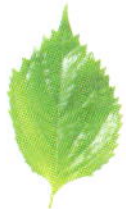

気の巡りをよくし、体を温めるしそ。ストレスによる食欲不振や胃痛に役立ちます。お腹の張りや、食欲不振などの症状にも効果的。

気虚タイプ

りんご陳皮しょうが茶

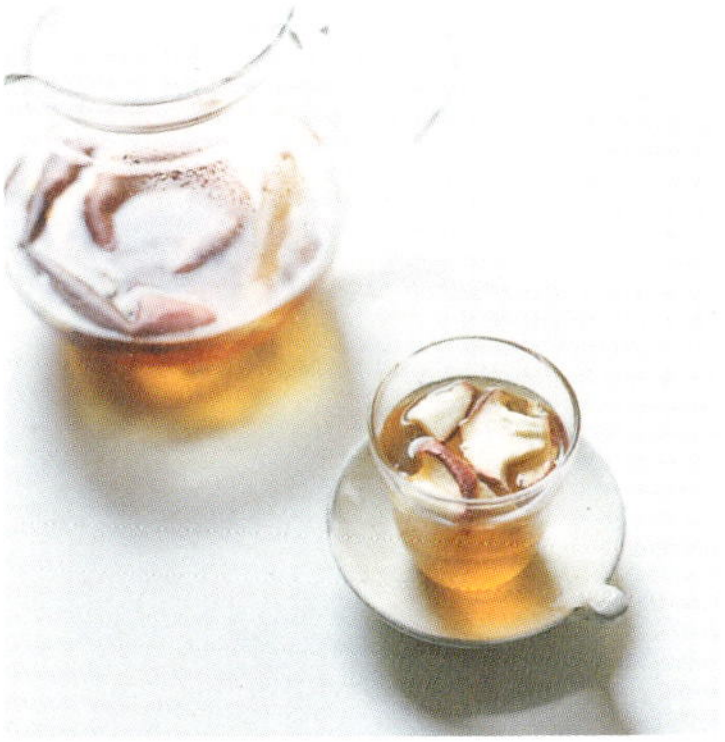

瘀血　気滞　血虚　気虚　腎虚

温州みかんの皮を干した陳皮には、胃腸の不快感を解消し消化を助ける働きがあります。りんごの皮の香りとしょうがの辛みがベストマッチ。

《 作りやすい分量 》
ドライりんごの皮と実　5g
陳皮　小さじ1
紅茶（茶葉）　適量
はちみつ　好みの量
熱湯　2カップ

〈 作り方 〉

① ポットに、ドライりんごの皮と実、陳皮、紅茶を入れ熱湯を注ぐ。2分程度蒸らし、香りが出たらグラスに注ぎ、好みの量のはちみつを入れて飲む。

〈 ドライりんごの作り方 〉

① りんごは、塩（分量外）で表面をみがき水洗いして皮をむく。実はイチョウ切りにする。

② ①をざるにのせ、天日で2〜3日干す（りんごは、できれば無農薬のものがベスト）。

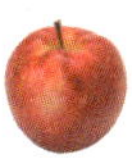

脾の働きを高め、消化不良、便秘や下痢の改善に役立つりんご。体を潤し体内にこもった余分な熱を抑え、から咳やのどの渇きにも有効。

肌トラブル

「顔は内臓の鏡」という言葉があらわすように、中医学では美しい肌は体の中からつくられると考えます。気が不足すれば肌はたるみ、血が不足すれば肌は潤いを失います。化粧品だけに頼らず、内側と外側の両方からのケアを心がけましょう。

(1) シミ、くすみ

シミやくすみの原因は血の巡りの悪さが深く関連。血の巡りが悪いと肌の新陳代謝も落ちるので、たまった老廃物の処理もスムーズにいかず、結果としてシミやくすみとなってあらわれる。改善には、血を補い巡りをよくする食材がおすすめ。

とり入れたい食材

血を補う→黒ごま、にんじん、ほうれんそう、レバー、牡蛎

血流をよくする→ニラ、チンゲン菜、黒きくらげ、紅花、マイカ、イカ、玉ねぎ、なす、桃、青魚、らっきょう、酢

(2) 乾燥肌、シワ

しっとり潤った肌に整えるためには、血不足や加齢による腎精不足(=老化)を補うのが肝心。腎の働きを助ける黒い食材と、血を補う赤い食材を積極的にとり入れて、シワや乾燥対策を。また、中医学では肺が肌に関わりが深いと考えるので、五臓の肺の働きを高めることも重要。特に秋冬は、肺も乾燥しがちになるため、しっとり潤い肌を手に入れたければ、肺を潤す白い食材がおすすめです。

とり入れたい食材

乾燥対策→白きくらげ、豆腐、アボカド、れんこん、ホタテ、梨、白ごま、長いも

腎精不足に→黒豆、黒きくらげ、黒ごま、黒米

血を補う→にんじん、なつめ、クコの実、プルーン、赤身の肉、レバー

邱先生の肌トラブルに効く養生法

〈緑茶パッティング〉

肌荒れでピリピリしたり、吹き出物が出たときは、抗菌・鎮静効果のある緑茶を味方につけましょう。普通に洗顔を済ませたあと、緑茶のだし殻をだしパックや布切れなどに包んで、軽く顔をパッティング。そのまま紫外線に当たるとよくないので、朝なら5分ほどおいて洗い流し、夜なら流さずそのまま美容液を重ねてケアを。

〈乾燥肌にフルーツ洗顔〉

洗顔後、むきたての新鮮なりんごやキウイフルーツの皮の内側(果肉部分)でやさしく顔をなでるようにして、温水で洗い流す。乾燥や小ジワが気になるときに。

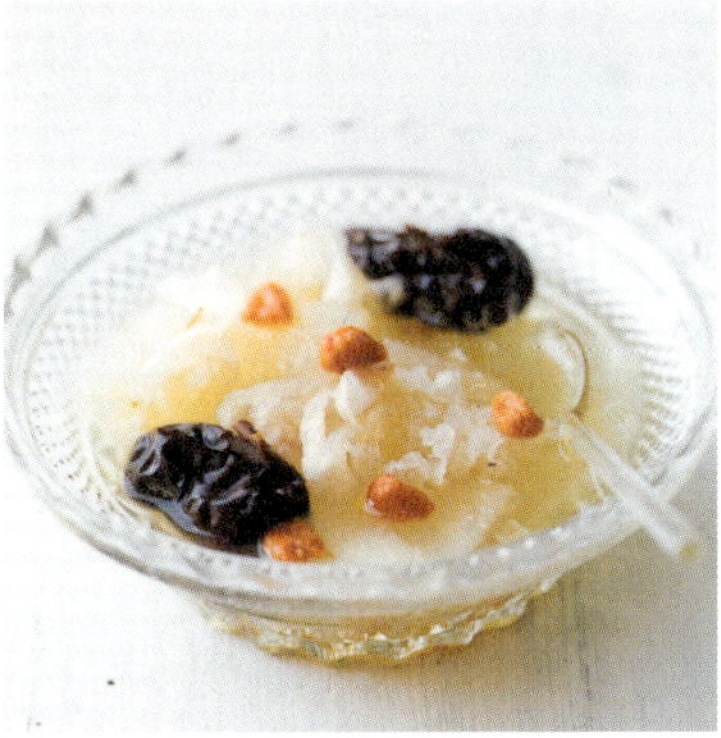

瘀血 気滞 血虚 気虚 腎虚

白きくらげとなつめのはちみつ煮

肺の働きを助け、肌を潤してくれる白きくらげと、
気血を補って肌の血色をよくし、
たるみを改善してくれるなつめのデザート。
はちみつで煮ることで美肌効果は、さらにアップ。

《材料2杯分》
白きくらげ（乾燥）　8g
なつめ　4個
梨　1/2個
はちみつ　大さじ2と1/2
クコの実　少々
水　2カップ

〈作り方〉
① 白きくらげは水で戻し、食べやすい大きさにちぎる。
② 梨は皮をむき、芯を除いてイチョウ切りにする。
③ 鍋に①②となつめ、クコの実、水を加え、15分程度煮る。
④ はちみつで味をととのえる。お好みでレモンスライスを添えてもおいしい。

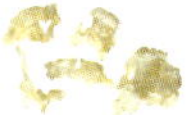

白きくらげは肺を潤してくれる美肌の代表食材。滋養強壮効果に優れ、皮膚の乾燥のほか、から咳、のどの渇きにも有効。

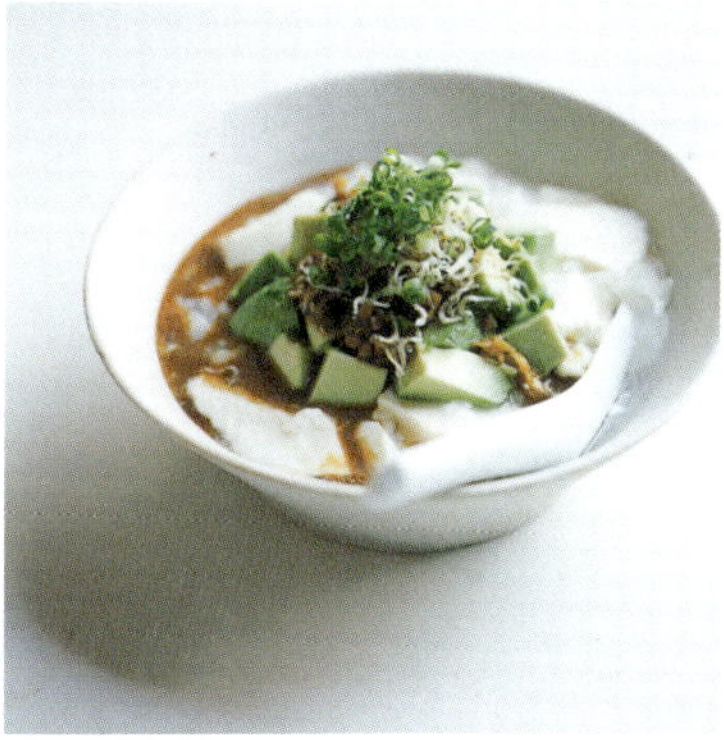

瘀血 気滞 血虚 気虚 腎虚

アボカド豆腐粥

腸内の乾燥を潤すといわれる豆腐と
アボカドのお粥で、潤いのある肌を取り戻しましょう。
フライパンでから炒りしたちりめんじゃこと、
ザーサイがアクセントのヘルシー美肌粥です。

《作りやすい分量》
米　1/2カップ
水　3カップ
豆腐　1/2丁
アボカド　1個
ちりめんじゃこ　20g
ザーサイ　20g
万能ねぎ　少々
塩　小さじ1/2
Ⓐ
しょうゆ　大さじ1
ごま油　小さじ1
酢　小さじ1
白ごま　小さじ1
しゃぶしゃぶ用ごまだれ（市販）　大さじ1

〈作り方〉
① 土鍋にといだ米と水を入れる。
② ふたを少しずらして中火にかけ、ふつふつしてきたら弱火にして25分ほど炊く。
③ ザーサイは粗いみじん切り、アボカドは縦半分に包丁を入れて種を取り除き、皮をむいて2cm角に切る。
④ Ⓐを混ぜあわせ、③と和えておく。
⑤ ちりめんじゃこはフライパンでから炒りにし、万能ねぎは小口切りにする。
⑥ ②の鍋に、塩とスプーンですくった豆腐を加え、ふたをして1分ほど蒸して温める。器によそい、④と⑤をのせる。

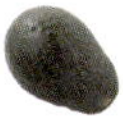

アボカドは、肌を潤し、たるみの改善に有効。便通の改善、老化防止、疲労回復にもよい。

むくみ

朝起きたら顔がパンパン、夕方になるとブーツが入らない……なんて経験はありませんか？　体内にたまった余分な水分の排出が難しくなると、むくみが生じます。

水の滞りには気虚が関係しますが、気の生成に一番に関わるのは五臓の脾《ひ》。脾の働きが弱っていると、気が充分につくられず、水の巡りが悪くなり、むくみがあらわれるというしくみです。

高温多湿な土地に暮らす日本人は、基本的に脾が弱く、特に梅雨の時期などは、むくみ以外にも体が重だるい、下痢をしやすい、やる気が出ないなどの症状が出やすい傾向があります。

また、女性は30代半ばから始まる老化に伴い、腎の働きと関わる体内の水分代謝の能力が衰えてくるので、それまでと同じように暮らしていても、年齢を重ねるとともに、以前より余計にむくみやすくなる傾向があります。

つらいむくみを改善するには、脾や腎の働きを高める食事に加え、体内の余分な水分を追い払う利尿作用のある食材をとり入れて、水はけのいい体を目指しましょう。

❖ とり入れたい食材

とうもろこし、とうもろこしのひげ（南蛮毛）、空豆、枝豆、黒豆、あずき、あさり、はとむぎ、金針菜、しょうがの皮、冬瓜、杜仲茶

※冬瓜は利尿作用が高いですが、体を冷やすので、冷えやすい人はしょうがやねぎなど体を温めるものと一緒にとるとよいでしょう。

邱先生の むくみに効く養生法

〈ひざの裏を伸ばす〉

ひざの裏には膀胱経といって、水分の排泄と密接な関係がある経絡が通っています。ここを圧迫すると、余分な水分が排出しづらくなるので、足を組んだり正座をすることは極力避け、椅子に座るときも足を乗せる小さな台などを利用し、なるべくひざの裏を伸ばすようにします。また、足首をすねの側に引き上げるようにして1～2分キープし、元に戻すことを5～6セット行なうのも効果的です。

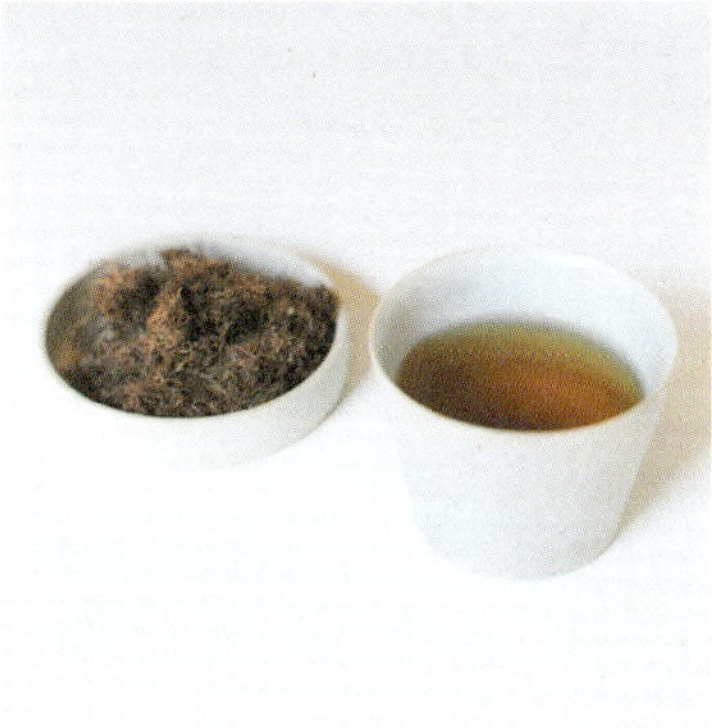

瘀血 気滞 血虚 気虚 腎虚

とうもろこしのひげ茶

別名を南蛮毛と呼ばれ、生薬としても使われている
とうもろこしのひげは、利尿作用に優れ、
煮出して飲むとむくみに効果的。
お茶パックに入れて煮出すと便利です。

《 作りやすい分量 》
とうもろこしのひげ（乾燥）　3g
水　2カップ

〈 作り方 〉
① 鍋に水ととうもろこしのひげを入れて中火にかけ、
沸騰してから弱火で5分煮出す。
茶こしなどを通してカップに注ぐ。

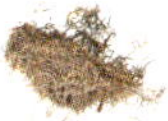

とうもろこしのひげは、漢方薬局で購入可能ですが、自分で天日干ししたひげを、フライパンでから炒りすれば、手作りひげ茶が作れます。

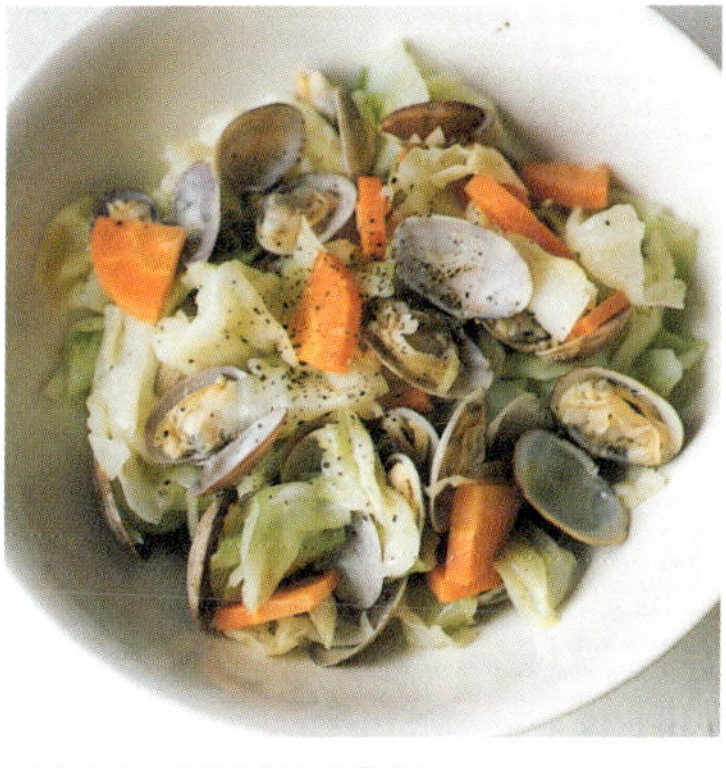

瘀血 気滞 血虚 気虚 腎虚

あさりとキャベツの蒸し煮

体内の余分な水分をとるあさりと、
胃腸の働きを高めるキャベツを使った蒸し物。
フライパンひとつで作れて、シンプルな味付けながら、
あさりの旨味がしみたキャベツが美味。

《 作りやすい分量 》
キャベツ　300g
にんじん　50g
あさり　200g
しょうが　1片
Ⓐ 昆布かつおだし（P.70参照）
　1/2カップ
　塩　少々
　酒　大さじ1
　オリーブオイル　小さじ1
粗挽き黒こしょう　少々

〈 作り方 〉
① あさりは塩水につけて砂出しし、
殻をこすりあわせて流水でよく洗い、
フライパンに並べる。
② キャベツは一口大に切り、にんじんは3mm厚さの
イチョウ切りにする。
③ あさりの上に②と千切りにしたしょうがをのせ、
Ⓐを入れてふたをして強火にかける。
④ ③が沸騰したら、弱火にして5分ほど煮て、
粗挽き黒こしょうをふりかけて器に盛る。

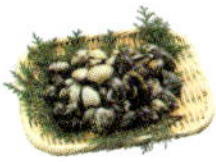

体内にたまった余分な水分を排出する効果の高いあさりは、尿の出をよくすることで、むくみや体のだるさの緩和に役立ちます。

産んでいない人、産まない人の養生

中医学的には、出産自体を大きな掃除、月経は小さな掃除ととらえます。日々こまめに行なう掃除を月経とするなら、出産は、いわば「年末の大掃除」。たとえ毎日少しずつしていても、すみずみまで徹底的にキレイにする大掃除ができていないと、長年の生活のなかであちこちに汚れがたまってくるもの。子宮内膜症などが、出産回数が多い人のほうが軽い症状で済んだりするのは、大掃除で瘀血が軽減しているからなのです。

子宮の瘀血を排出する力が不足していると、どうしても巡りが悪くなってしまうため、肩こりや冷え、血色の悪さをはじめとする日々のトラブルに加え、良性であれ腫瘍（筋腫や乳腺症など）になりやすかったり、体にしこりができやすかったりする傾向があります。また、瘀血が多いと、年齢を重ねたときに更年期障害が出やすく、重くなりやすくもなります。瘀血気味の人と、そうでない人が同じホルモンレベルだとしても、瘀血の人のほうが、更年期障害を強く、複雑に感じてしまう傾向にあり、同じ火照った症状なのに、瘀血気味の人は暑くて仕方がない、あるいは上半身は火照るのに下半身が冷えているということが起こります。

こう聞くと、なんだか出産していないと瘀血になりやすく、ハンディのように思う人もいるかもしれませんが、いいこともあります。10カ月の妊娠期間と1年以上の授乳期間では、相当

産んでいない人

体の掃除は毎月の小掃除（月経）のみ
なので、瘀血が生じやすいが、
精血の消耗がないので、若々しさを保ちやすい

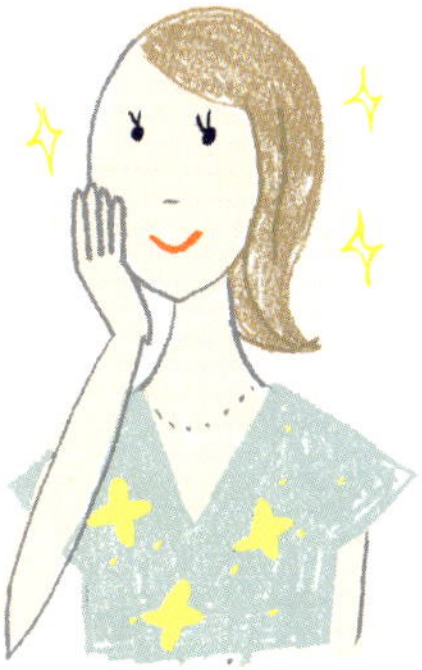

産んだ人

出産により体の大掃除ができている反面、
精血を消耗しているので、
しっかりケアしないと老けやすい

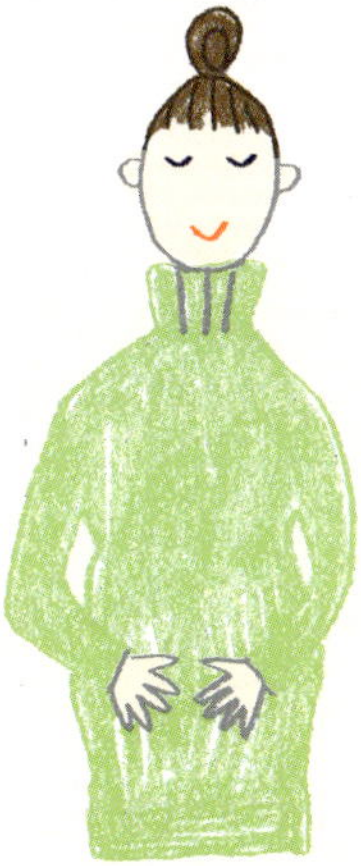

量の精血が消耗されるため、母体は疲れてどうしても老化が進みがちですが、出産していないとそれがないため、若さや美しさを維持しやすい、といえるのです。

漢方にはすべての物事には陰と陽が必ずあるという考え方があるので、産んだ人、産まない人、どちらか一方が得をするというわけではありません。産まない人は、まずは自分の体の状態を理解して、対処していくことが大切。瘀血になりやすい体を気遣い、活血によい食事や養生を心がければ、いつまでも元気に健やかに過ごすことができるのです。

産んでいない人は特に瘀血対策＝活血を心がける

瘀血対策＝活血レシピ

血の巡りをよくするメニューで
瘀血気味の体をクリアに整えましょう。

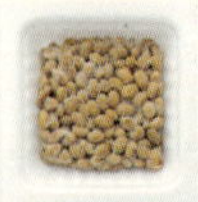

納豆

納豆は血を巡らせ、血行不良による冷えや肩こりの改善のほか、シミやクマにも効果的。

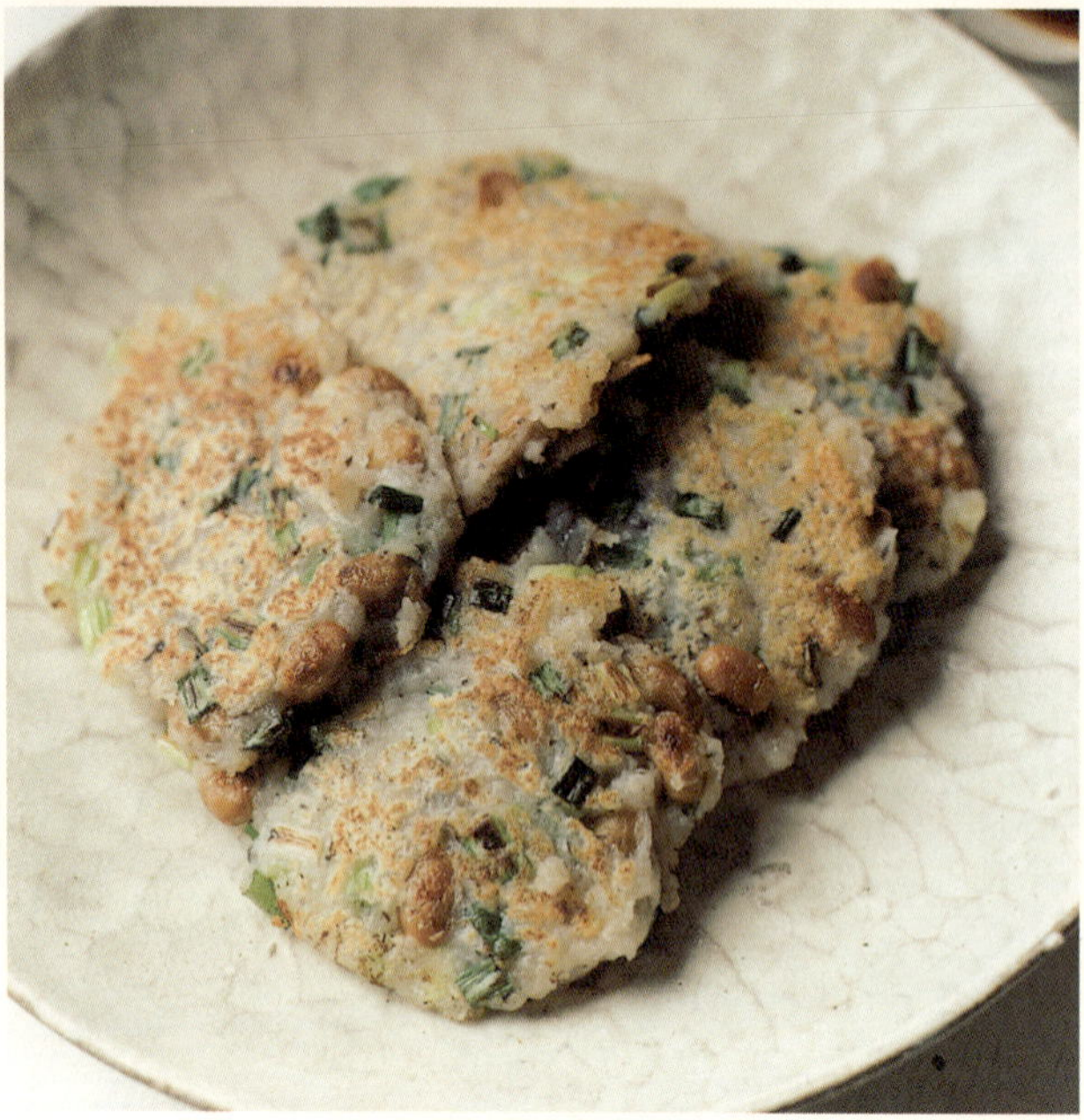

納豆れんこんもち

血行を促し、血液をさらさらに保ってくれる納豆と、体を潤し血を補う働きもあるれんこんの組み合わせ。れんこんはすりおろしてから加熱すると独特のモチモチとした食感が楽しめます。

材料2人分

納豆　2パック
れんこん　200g
万能ねぎ（小口切り）　少々
にんにく（すりおろし）　1/2片分
片栗粉　大さじ2
塩　少々
粗挽き黒こしょう　少々
ごま油　適量
酢、しょうゆ　各適量

作り方

① れんこんは皮をむいて、すりおろす。
② ①、納豆、万能ねぎ、にんにくのすりおろし、片栗粉、塩、粗挽き黒こしょうをよく混ぜる。
③ フライパンにごま油を熱し、②を5～6等分した生地をスプーンで落とし、中火で両面に焼き色をつける。
④ 酢じょうゆをつけて召し上がれ。

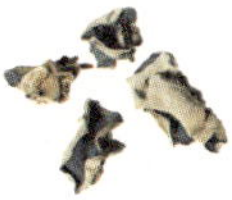

黒きくらげ

黒きくらげは血を補い、こもった余分な熱も抑え浄化します。月経痛や生理不順にも有効。

ニラと黒きくらげの煮びたし

体を温め血の巡りをよくするニラと、血液の浄化作用が期待できる黒きくらげをだしでさっと煮るだけの、簡単でしみじみおいしいおかず。

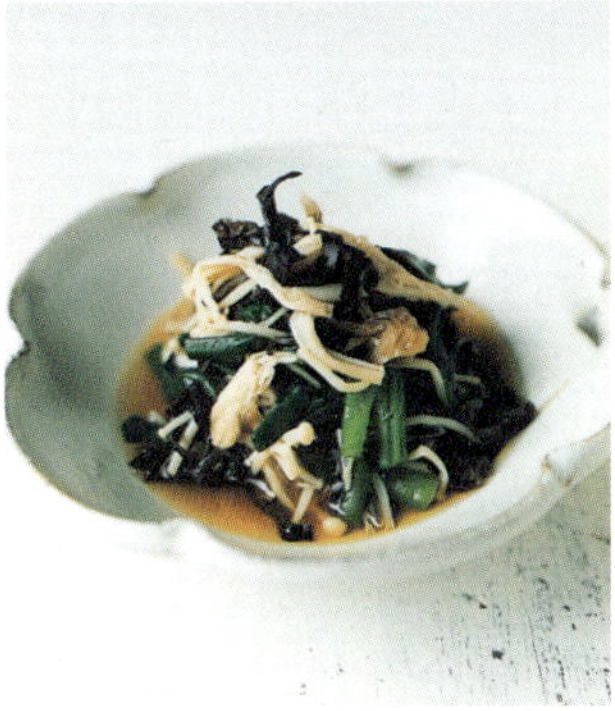

材料2人分

ニラ　1/2束(50g)
えのき　1/4束(50g)
黒きくらげ　乾燥状態で5g
昆布かつおだし
（P.70参照）　1カップ
しょうゆ　小さじ2
塩　少々

作り方

① ニラは、5cm長さに切る。えのきは石づきを切り落とし、半分の長さに切る。黒きくらげは、水で戻して千切りにする。
② 鍋に昆布かつおだしとしょうゆを入れて火にかけ、ひと煮立ちしたら、えのきと黒きくらげを入れ、えのきがしんなりしたら、ニラを加える。
③ ニラに火が通ったら、塩で味をととのえる。

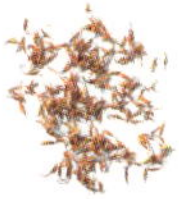

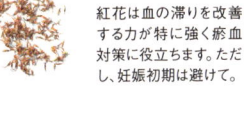

紅花

紅花は血の滞りを改善する力が特に強く瘀血対策に役立ちます。ただし、妊娠初期は避けて。

紅花茶

血液を浄化し、血液循環をよくする紅花は血流の滞りから起こる生理痛や生理不順、更年期障害などに効果的。はちみつを加えると飲みやすくなります。

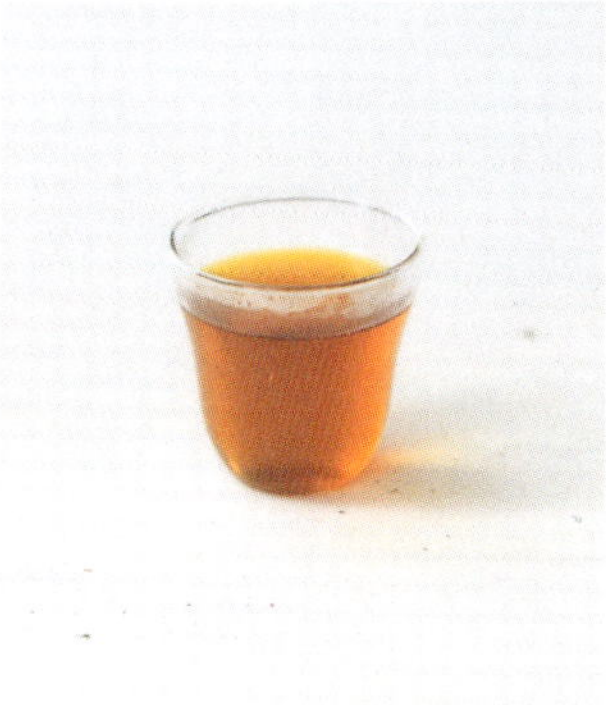

材料2人分

紅花　2g
水　3カップ
はちみつ　お好みで

作り方

① 小鍋に紅花と水を入れ、20分程度煮る。
② こしてグラスに注ぎ、お好みではちみつを加える。

ほっとひと息

簡単 薬膳おやつ

薬膳だからとストイックになる必要はありません。甘い物が食べたかったり、ちょっと小腹が空いたときは、簡単レシピでほっこりしましょう。

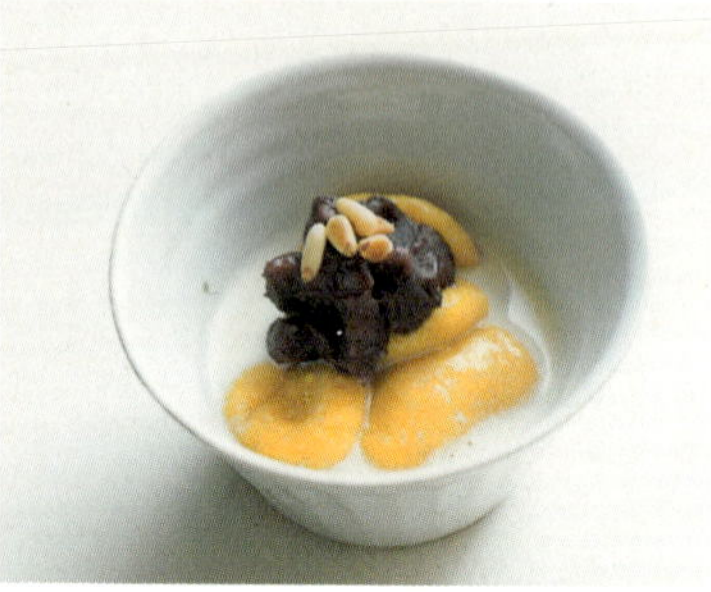

かぼちゃ白玉の豆乳汁粉

体を温めてくれるかぼちゃを白玉粉に練り込みました。松の実と粒あんをトッピングし、血を補い潤い効果の高い豆乳を温めてかければ即席のお汁粉のでき上がり。

材料2人分

かぼちゃ　100g
白玉粉　50g
水　適量
粒あん　60g
松の実　2g
豆乳　1/4カップ

作り方

① かぼちゃは種とわた、皮を除いて一口大に切り、蒸し器でやわらかくなるまで蒸す。
② ボウルに白玉粉を入れ、ざるで裏ごしした①を熱いうちに加えてよく練る。
③ 少量ずつ水を加え、耳たぶくらいの硬さになったら、14等分に分けて丸める。
④ 鍋に湯を沸かし、中央を指でへこませた③を入れて、浮いてから1分程度ゆで、冷水に取る。
⑤ 器に④を入れ、粒あんと軽く炒った松の実をのせ、温めた豆乳をかける。

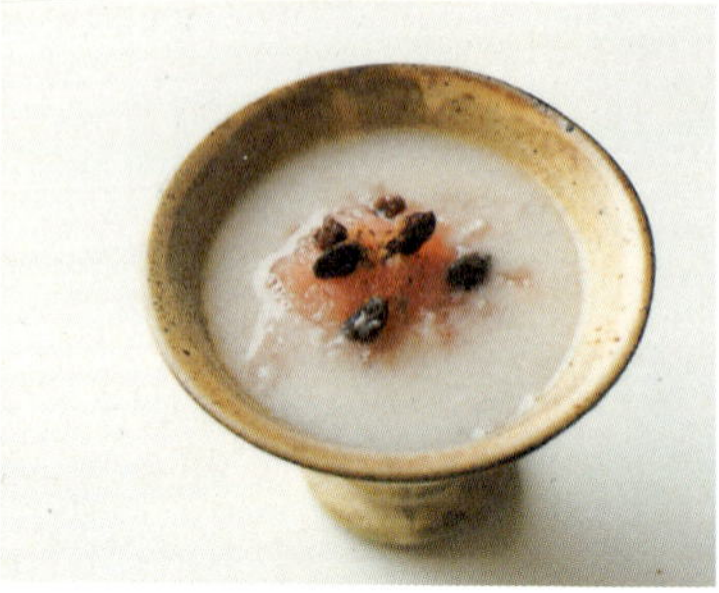

りんご甘酒のデザートスープ

疲労回復効果のある甘酒を使った温かいデザート。整腸作用のあるりんごと血を補う干しぶどうを加え、最後に体を温めるシナモンパウダーをひとふり。おもてなしにも使えます。

材料2人分

甘酒　1カップ
干しぶどう　少々
シナモンパウダー　少々

【りんごピュレ】　作りやすい分量
りんご（できれば紅玉）　1個
レモン汁　大さじ1/2
水　1/2カップ

作り方

① りんごは、塩（分量外）で皮をみがきよく洗って皮をむき、実はイチョウ切りにして軽く塩水にさらす。
② 鍋にりんごピュレの材料をすべて入れ、ふたをして弱火でりんごがやわらかくなるまで煮る。
③ 皮を取り出し、スプーンなどでつぶしてピュレ状にする。
④ 温めた甘酒を器に注ぎ、ピュレをお好みの量のせたら、干しぶどうを飾りシナモンパウダーをふりかける。

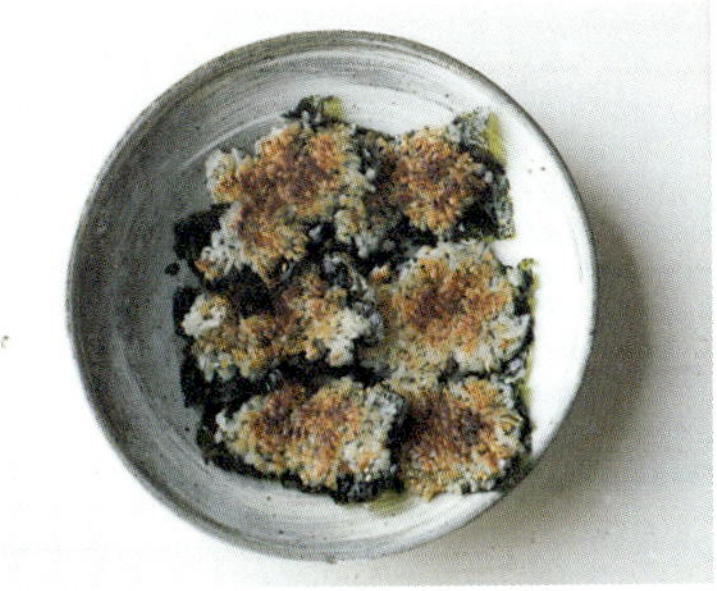

こんがり のりせんべい

薬膳ではのりは、咳や痰の改善によいといわれています。余ったごはんに体を温めるえびや、潤い効果の高い白ごまなどを加えて焼くと、おやつにもおつまみにもなる一品に。

材料2人分

韓国のり　4枚
ごはん　100g
桜えび　小さじ1
青のり　小さじ1
白ごま　小さじ1と1/2
しょうゆ　小さじ1
ごま油　少々

作り方

① ボウルに温かいごはんと、桜えび、青のり、白ごまを入れてよく混ぜる。
② ①を4等分したものを韓国のりにのせ、スプーンの背で薄く伸ばす。
③ フライパンにごま油を熱して②を並べ、フライ返しで押しながら両面焼く。
④ ごはんに軽く焼き色がついたら、しょうゆをはけでひと塗りし、香ばしい香りを出すため、しょうゆを塗った面をフライパンに押しつけてもう一度さっと焼く。

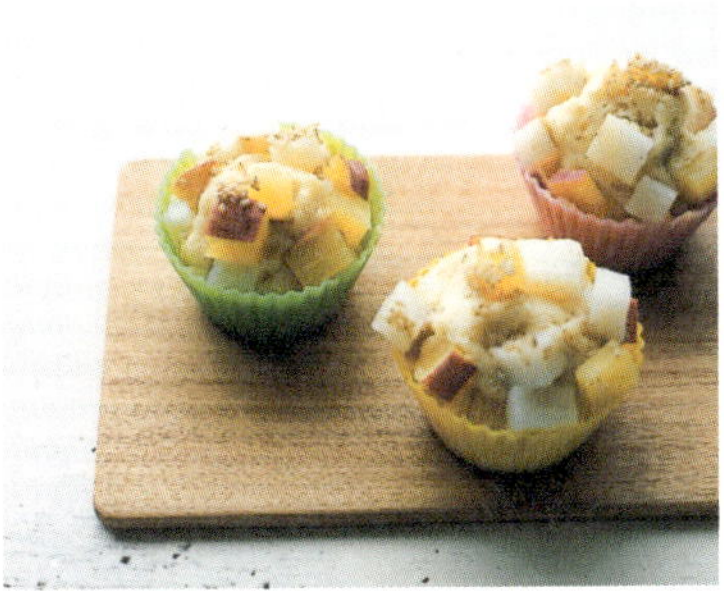

長いもとさつまいもの ホクホク蒸しパン

元気不足や食欲不振によい長いもとさつまいもが入った、いも好きにはたまらない素朴な味わいの蒸しパン。自然の甘みを活かして作っているので、子どものおやつとしてもおすすめ。

材料2人分（4個）

長いも　60g
さつまいも　400g
白ごま　小さじ1

Ⓐ
薄力粉　80g
ベーキングパウダー（アルミニウムフリー）　小さじ1
きび砂糖　大さじ2
塩　少々
豆乳　60ml

作り方

① 長いも、さつまいもはよく洗い、皮付きのまま1cm角のサイコロ状に切る（さつまいもはさっと水にさらす）。
② Aの材料をボウルにあわせて、ヘラでさっくり混ぜる。
③ マフィン型などに②の1/3を流し込んだら、残りの生地に水気を切った長いもとさつまいもを入れ、軽くかき混ぜてすべて型に流し込む。
④ ③の表面に白ごまをまぶし、蒸し器で強火のまま13分程度蒸す。

PART3
そもそも薬膳って？

身近な食材で
毎日簡単に続けられる薬膳

中医学とは、長い年月の中でさまざまな人の症例をもとに理論とデータを積み重ねた、いわば統計学的な伝統医学です。

今から約三千年前、中国の宮廷には、今でいう内科や外科などの医者のほかに、「食医」という医者がいました。食医は、皇帝が病気にならないように献立を管理する役目をしていて、ほかの医者よりも高い官位を与えられていたといわれています。季節の変化や皇帝の体の状態に応じ、中医学にもとづいて作られる日々の食事、それこそが薬膳の始まりです。

薬膳には大きく分けて２つの側面があります。１つは食養生で、病気の予防や長寿を目的としたものです。もう１つは食療で、病気を治すための食事のことです。いずれもどんな食材にも効能があるという考えが根底にあり、まさに文字通り、「薬」のごはんなのです。

薬膳と聞くと、「漢方の生薬を使った料理」のように思う人も多いようですが、そんなことはありません。スーパーマーケットでごく普通に手に入る食材で作ることができますし、もちろん肉や魚も食べられ、作り方も簡単。また、必ず中華味になるかというとそうではなく、和食にも、イタリアンにも洋食にも、さまざまなアレンジが自在。つまりは、外食であっても、理論を理解すれば、薬膳ライフは可能なのです。

薬膳は、ひとりひとりに、オーダーメイド

　薬膳の理論も、難しく考える必要はありません。中医学では、体質や状態をよく調べ、その人に合った治療法を行ないますが、それは薬膳も同じ。季節の変化やそれぞれの体質、体調にあわせて食材を選び、組みあわせればいいのです。そのためには、まずは自分の体のバランスを知ることが大事。生理痛の状態から、「冷えからくる痛みかな」と思い当たったら体を温めるしょうがと黒糖のお茶を飲む。火照ったような感じだな、と思ったら体の余分な熱を取り去るあさりのお味噌汁を作る。さらには旦那さんが近頃疲れているな、と感じたら、ごはんに山いもや雑穀を入れて元気をつける、などです。薬膳はこのように、ひとりひとりに合うようオーダーメイド感覚で食材をチョイスして不調を改善する、愛情たっぷりレシピなのです。

　また、中医学では、体のバランスが「中庸」であることがもっとも健康とされているので、薬膳で、偏ったバランスを整えるのも大切。たとえば、「女性は体を冷やしちゃいけない！」といっても、真夏で酷暑のなか、鍋料理を汗だくで食べている、というのはナンセンス。旬の夏野菜であるトマトやなすなど、体の余分な熱を取る自然の恵みを上手にとり入れ、体が常にニュートラルな状態であるようにするのも、薬膳の考え方です。

薬膳でよく出てくるキーワード

津液

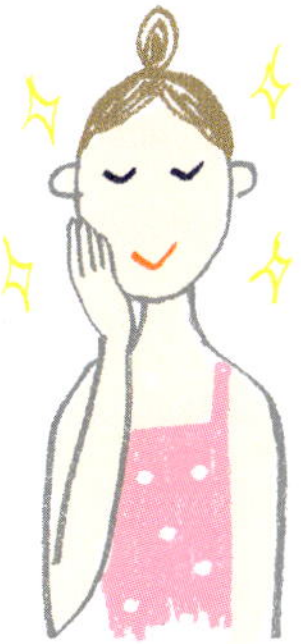

血液以外の体内の水分。栄養分を含み、津液が充分だと体が潤う。老廃物をとり込んで排出する役割も。

血

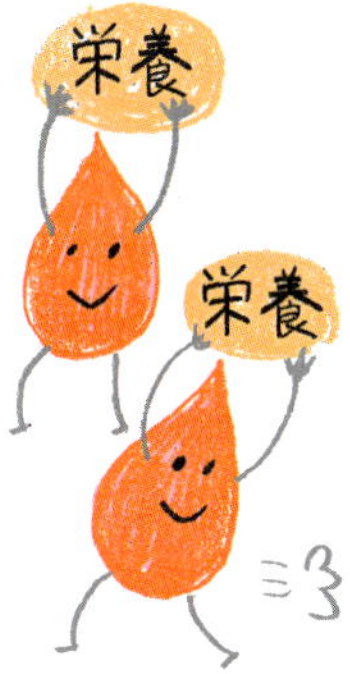

食べ物からつくり出された栄養素を全身に行き渡らせる働きをする。ホルモンの働きにも関わる。

気

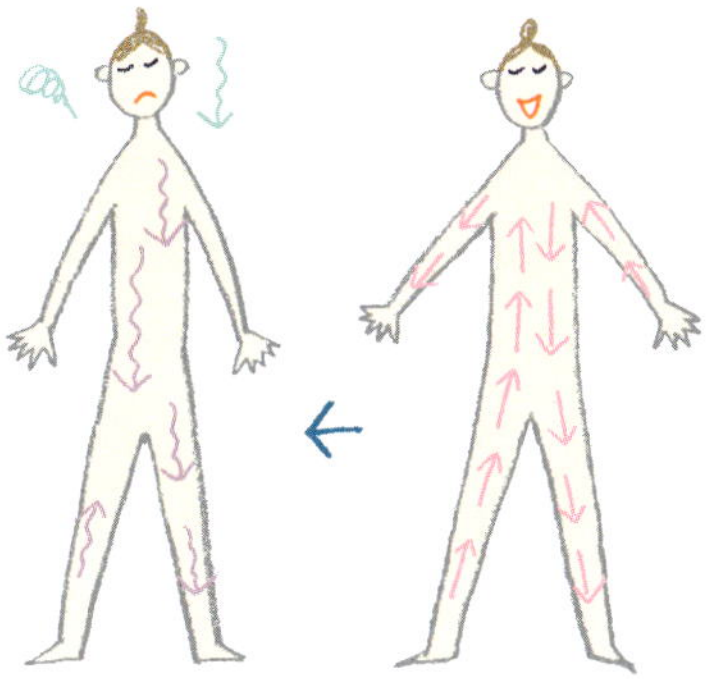

体を動かす生命の根本となるエネルギーのこと。体温の維持や免疫とも関係が深い。この気が充分にあり、スムーズに流れていることが健康の証。

✣五臓——薬膳では体を5つに分ける

肝《かん》… 血を貯蔵し、血流を調整する。情緒の安定とも深く関わる。「肝」が弱るとイライラ、怒りっぽくなる、憂うつ、過敏性腸症候群、生理不順、PMSなどになりやすい。

心《しん》… 血の運行をつかさどり、精神活動、意識などを支配する。「心」が弱ると、血液循環や精神状態が悪くなり、動悸、不整脈、不眠、イライラなどがあらわれやすくなる。

脾《ひ》… 食物の消化と栄養の吸収を行なう。脾臓ではなく消化器系統のことをさす。「脾」が弱ると胃腸の機能が悪くなり、食欲不振、疲れ、だるさ、むくみ、下痢などの症状があらわれやすくなる。

肺《はい》… 呼吸をつかさどり、気を全身に巡らす役割。水分代謝にも関わる。「肺」が弱ると、風邪、花粉症、のどのかゆみ、ぜんそく、息切れ、かすれ声などの症状が起こりやすくなる。

腎《じん》… 水分代謝調節といった腎臓の働き以外に、生殖や成長をつかさどる。「腎」が弱ると、精力減退、不感症、不妊症、頻尿、足腰の衰え、骨粗しょう症などの症状が起こりやすくなる。

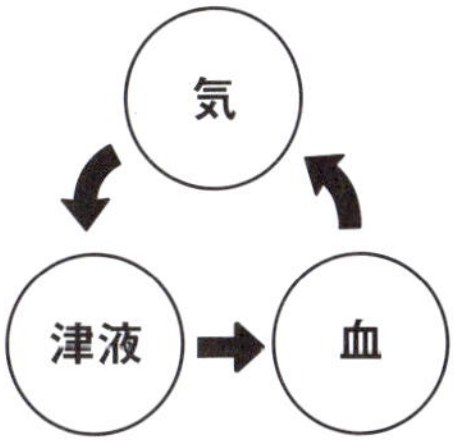

3つがバランスよくスムーズに巡っている体こそ健康。いずれかが消耗したり、滞っていると、未病や病気になることも。薬膳は、食物の働きを利用し、この3つのアンバランスを正す。

食材には性質があります

食材にはそれぞれ、体を温めたり、熱を冷ましたりする性質があります。これらは、中医学でいう陰と陽の考え方を基準に食材を分類したものです。その性質は、①体を温める＝「熱性・温性」（陽性）、②体を冷ます＝「涼性・寒性」（陰性）、③どちらでもない＝「平性」の3つに大きく分けられます。①は体を温め気血の巡りをよくし、体の働きを活発にする作用が、②は体にたまった余分な熱を抑え、利尿・消炎作用で体の中の毒素を外に出す働きがあります。そして③は食物の中ではもっとも多い性質の、穏やかで滋養強壮効果のある食材。これらは、どの食材がよくて、どれが悪いか、というものではなく、すべての食材は何らかの効能をもつと薬膳では考えます。

また、冷え症だからといって温める食材ばかりをたくさんとればよいかというと、そういうわけではありません。温める食材ばかりを食べていると、体はどんどん温の性質に偏っていき、熱によるトラブルが生じてしまって、今度は冷ます必要が出てきてしまうのです。陰陽論で陰と陽が調和している状態を理想とするように、要は、食材のもつ特性を理解し、特定の性質に体が偏らないようにバランスよく食べること。さらには季節や体質に適したものを、おいしく食べることが何より大切なのです。

体調、体質によって とり入れる食材を変える

薬膳を始めるなら、まずは自分の体質を知ること。
熱と冷、あなたの体質はどちら？

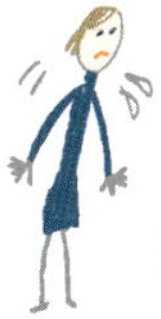

【冷体質】

骨格が華奢で痩せ形か水太り傾向。顔色が悪く、皮膚にツヤがない。暑さ寒さ、環境の変化に適応する能力が低い。精神状態は、不安、焦燥感が強く、悲観的。しかし自分の体の変化に敏感で、病気の芽を早く見つけやすい。

とるとよい食材

しょうが、鶏肉、にんにくなど

控えたほうがいい食材

生野菜、刺身、ビールなど冷たい飲み物など

血液循環が悪い冷体質（日本女性に多い）の人は、暖かい季節でも、ビールや生野菜、刺身などは控えめに。体を温める食材をとって。

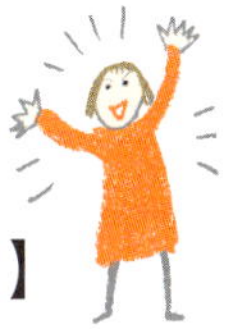

【熱体質】

骨格がしっかりしていて筋肉質。顔色もよく、皮膚にツヤがある。暑さや寒さに適応する能力が高く、疲労の回復が早い。精神状態は安定、意欲的、楽観的。しかし自分の体の変化に気づきにくく、無理を重ねやすい。

とるとよい食材

豆腐、もやし、セロリなど

控えたほうがいい食材

揚げ物などの油っこいもの、唐辛子など

体内に熱がこもり、のぼせたりイライラしやすいこのタイプ。油っこいものや唐辛子などは熱をよりためるので避け、体の余分な熱を冷ます食材を。

平の食材

熱、冷のどちらにも属さない穏やかな食材は、
一番多いカテゴリー。

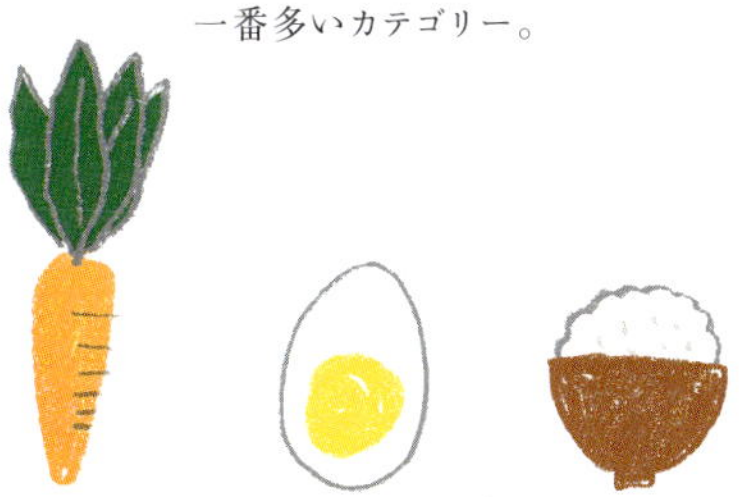

穀類、豆類、いも類、にんじん、ブロッコリー、キャベツ、春菊、白菜、とうもろこし、銀杏、しいたけ、黒きくらげ、白きくらげ、牛肉、卵、さんま、さば、すずき、カツオ、いか、いちじく、豆乳、はちみつ

熱・温の食材

血行をよくし、体を温める食材。
冷えやすい女性の強い味方でもあります。

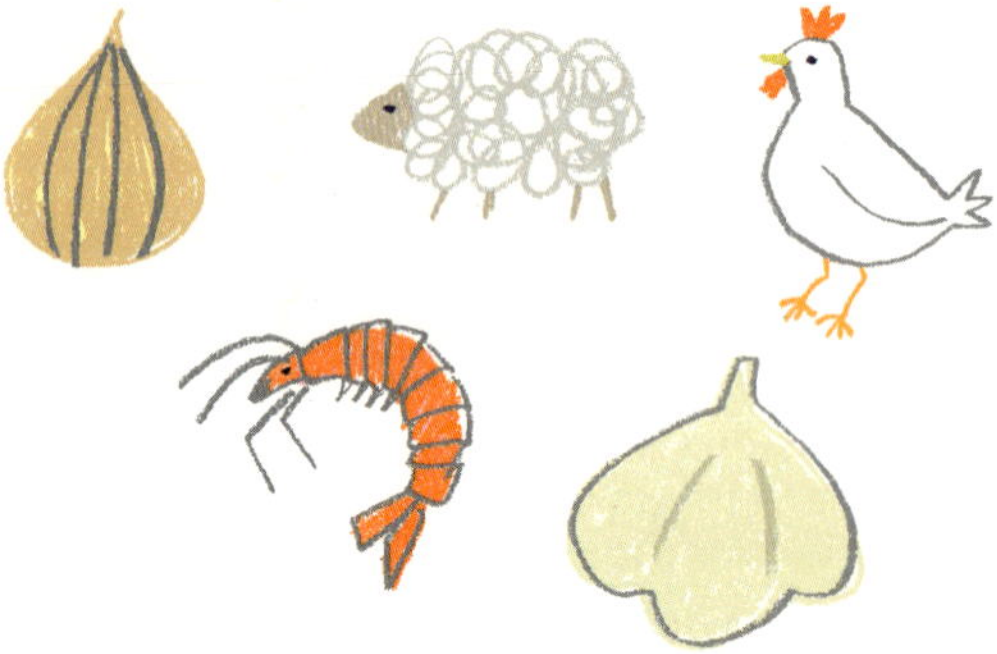

羊肉、玉ねぎ、ニラ、にんにく、しそ、みょうが、らっきょう、しょうが、かぼちゃ、鶏肉、いわし、鮭、あじ、えび、栗、きんかん、桃、唐辛子、こしょう、黒砂糖、山椒、ジャスミン、マイカイカなど

涼・寒の食材

体にたまった余分な熱や老廃物を
排出する働きがあります。

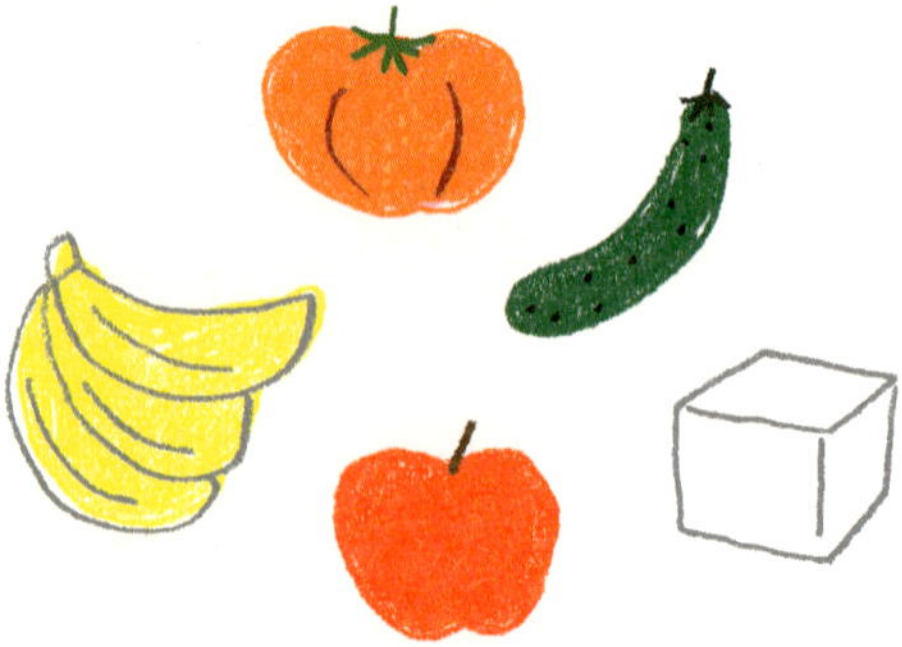

トマト、ごぼう、ゴーヤ、れんこん、冬瓜、たけのこ、昆布、こんにゃく、かに、あさり、しじみ、豆腐、緑豆、はとむぎ、なす、きゅうり、ほうれんそう、チンゲン菜、オクラ、豚肉、オレンジ、りんご、バナナ、スイカ、柿

PART4

邱紅梅（中医師）×鳥海明子 対談

妊娠力を上げる、女性力を上げる

―女性はもろいながらもしぶとい生き物―

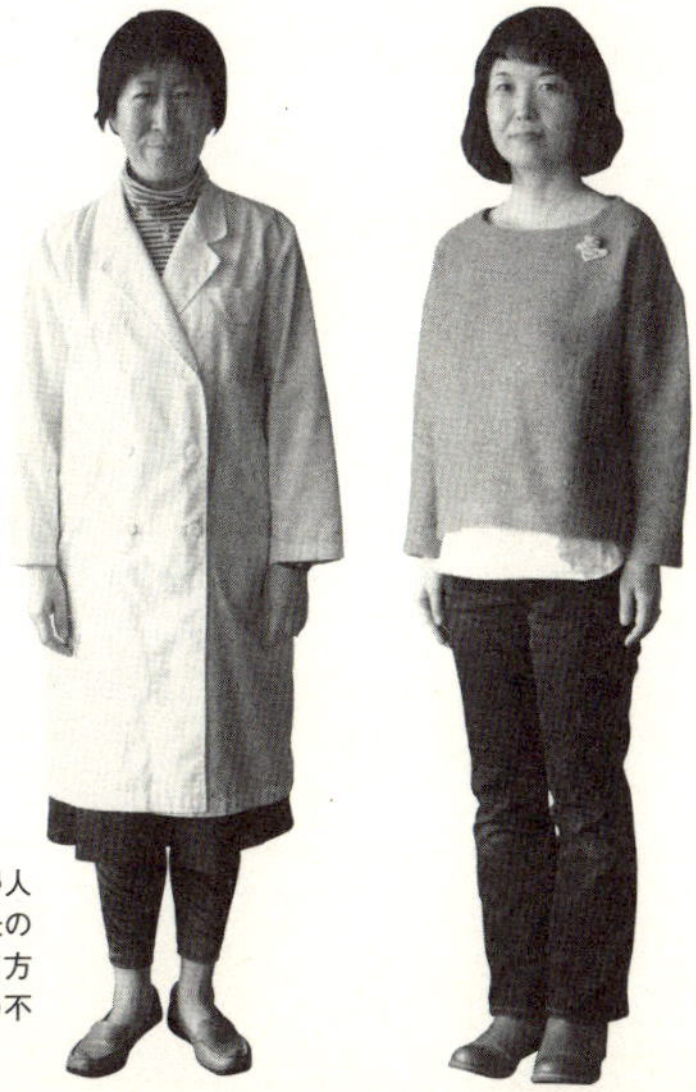

邱《きゅう》紅梅《こうばい》

中医師。中国で婦人科医として活躍したのち来日。現在は漢方による婦人科系の不調改善が専門。

「不妊相談者の平均年齢は44歳を超えました」

キャリアや仕事をされてる方が多いです

鳥海　今日は先生と〝女性の養生〟についてお話できればと思いました。先生のところには日々、たくさん女性の方が相談にいらっしゃるんですよね。

邱　そうですね。私の薬局にいらっしゃる患者さんの8割は不妊の相談で、年々年齢があがっていますね。患者さんの平均年齢は44歳を超えました。

鳥海　なんと、30代の方よりも40代の方が多いんですね。

邱　西洋医学で何度トライしてもダメだった、という方などもいらっしゃいますからね。あとはみなさんキャリア組と申しますか、お仕事をバリバリとされてる方が大半です。ですから私のところで用意する漢方は、粉の状態でお渡しします。

鳥海　煎じ薬ではなく、粉の漢方薬ですか。

邱　忙しい方々なので、煮出して飲む時間もないので、手軽な粉にして、服用していただいてます。何より、続けてもらうのが一番なので。

鳥海　なるほど。どんなにいいものだとわかっていても時間がないとどうしても続けられなかったりするものなので、ライフスタイルに合った薬の出し方も重要ですね。

私たちがサポートするのは漢方で血と精を整えること

鳥海　漢方薬を処方するほか、先生はどのようなお話をみなさんにされるのですか？

邱　婦人科の相談で私たちがサポートするのは漢方で血と精を整えること。漢方のお薬以外にも、食事のアドバイスもしていますから、お悩みに応じて薬膳のレシピが見られる本はいいですよね。

鳥海　忙しいとどうしても食がおろそかになりがちですが、漢方薬が効果を発揮するにも、食のベースがないと始まらないところもありますものね。

邱　同感ですね。食以外でも今の日本の女性は、デスクワークのような動かない仕事が多くて運動する習慣がないことが問題ですね。血の量があっても結局全然巡らず、使えないということが多い。どんな年代の女性であれ、精を補い、子宮力、アンチエイジング力をつくっていくこと。そして血の巡りをよくすること。この2つが健やかな体を

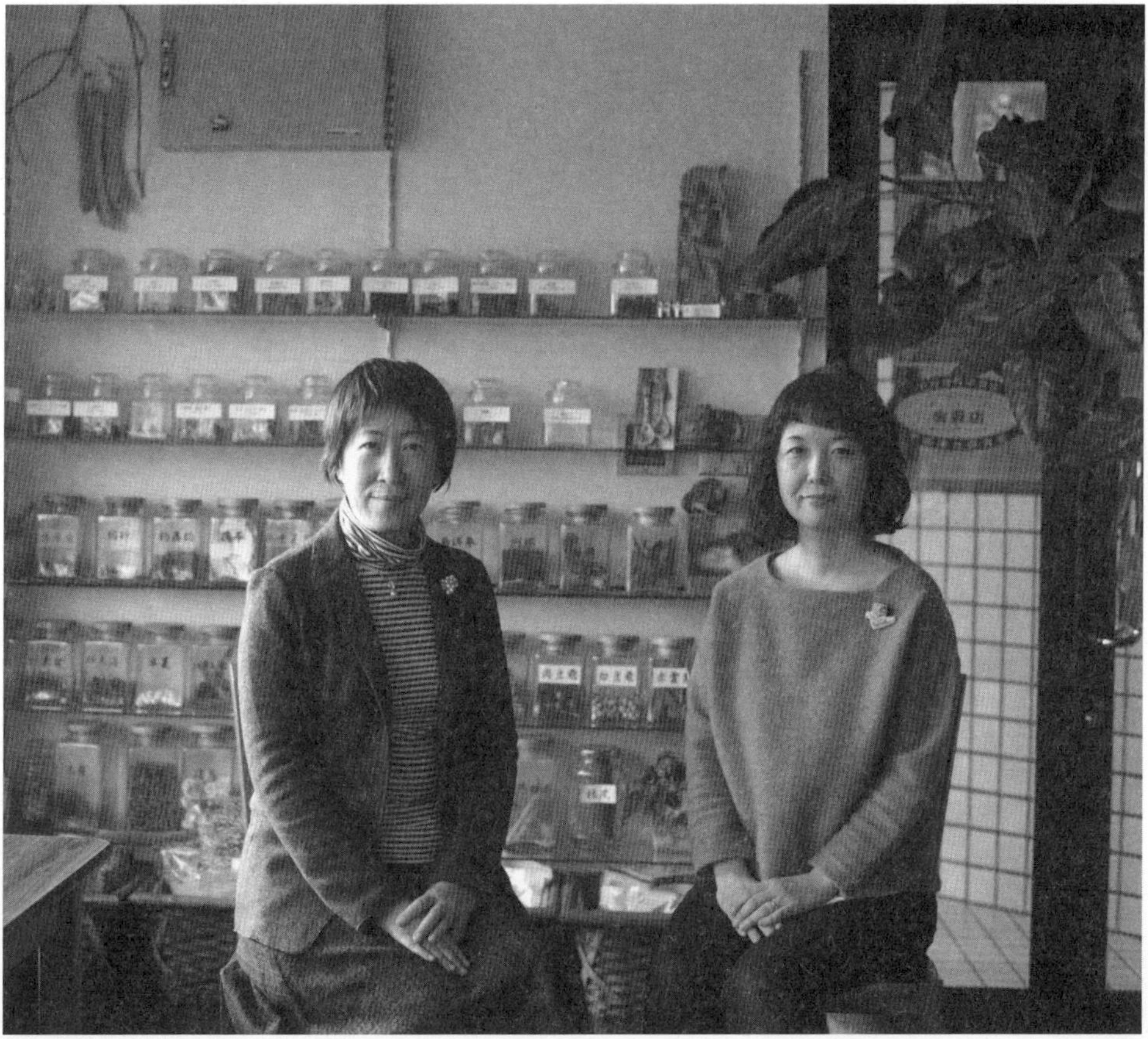

女性はもろいながらも、しぶとい生き物

つくる大きい要素になりますね。

昔ながらの食事、運動、漢方、鍼を実践したら…

邱　たとえば、うちの薬局の患者さんで昨年48歳の女性が妊娠しました。この方は9年間ずっと体外受精をしていたのですが、一度も陽性反応がなく、不妊治療でかなり有名な病院をはしごしても妊娠できなかったんです。あるときに不妊治療は辞めて、その後は漢方薬を飲んで、鍼に通って、自分で家庭菜園をやって。家庭菜園のおもな目的は運動のためだったんですが、当然野菜もたくさん穫れるのでお料理も楽しむようになったそうです。そんな生活をしばらく続けていたら、自然妊娠されたんです。

鳥　自然妊娠ですか。それはやはり生活のスタイルが変わり、食事が変わったことも、大きいんでしょうね。

邱　9年やっていたことを1年半で取り戻すことができたんです。年齢的には流産の危険も高いので私もケアしていましたが、結局流産もせず、無事に3000gの赤ちゃんを自然分娩で出産されました。食事、運動、漢方、鍼という昔ながらの方法で女性が生まれながらにもっている力を引き出せたということでしょう。

鳥海　体のベースが整ってきたんでしょうね。

邱　私自身、もともと婦人科医で、女性に対して常々思うのは、女性はもろいながらもものすごいしぶとい動物だということです。だから、頑張る力さえつけていけば、男性より100倍能力のある動物なんです。将来母親になる、

女性はそもそも妊娠しすぎて困る生き物

「産む」という遺伝子をもっているわけですから当然なのかもしれません。男性なんて死んだらそこで終わりですけど(笑)、女性は種を産み出す性ですから、本当はえらくしぶといんです。

鳥海　もろいながらもしぶとい生き物。まさにそうですね。元気が出る言葉です！

邱　そのしぶとさを引き出すのに、短期間ではなくて、徹底的に体を改造するにはやはり1年くらいはかかります。

――不妊治療などの現場では、半年をメドに、などと言われますが、やはり漢方の場合はせめて1年くらいみたほうがいいということですね。

邱　日本人はせっかちですよね？　漢方のお薬を出すときに「いつ効くの？」「いつ妊娠できるの？」ってよく聞かれるんですが、そのときは最低1年とお伝えしていますね。そもそも原始卵胞が排卵できる卵胞になるまでにはほぼ1年かかってるんです。今食事を1カ月頑張って変えても、今月排卵した卵はすでに1年前につくり出した卵ということ。一次卵胞から3、4カ月かかって、二次卵胞になり。さらにまた3、4カ月かかって、待機する卵胞になるまでにはさらに3、4カ月かかる。だから、「食事をこの2、3カ月変えた」、「最近運動もしてる」というぐらいですぐに結果が得られるということは難しいのです。単発的なことではなく、薬膳のように年間を通して無理なくバランスのよい食事をとることが大切なんです。

女性力を身に付ければ更年期まで元気

邱　女性っていうのは本来、妊娠しすぎて困るくらいの生き物。そもそもそういう力があるんです。さらには、妊娠できる云々ということだけでなく、女性力というんでしょうか。それは本当にずぶといものです。

鳥海　女性力って、いい言葉ですね。友人でも同じ年代で結婚していない人や出産してない人は多いのですが、女の人生、妊娠・出産だけにスポットが当たると、なんだか少しおいてけぼりになったような気持ちになってしまいます。けれど、そもそも養生って、産む産まないに限らず、女の人みんなが知っていたほうがいい知識ですよね。女性力を上げることで、女性として、人として、健康につながるし、そのことがその人本来の姿を輝かせることにもなる。

邱　はい。妊娠するしないに関わらず、女性力はすべての女性に備わっているもので、それを引き出し、高めていくことは、女性を美しくしますし、更年期まで元気でいられるんです。そういう意味では妊娠、出産は人生の一部分に過ぎないともいえますね。

東洋医学は貯金型の保険

邱　ただ、漢方的養生を頑張っていても、全員が絶対産めるというわけでは残念ながらありません。患者さん全員産めたら、今頃私の銅像ができてます(苦笑)。でも、産むことができなくても、産むために頑張ったぶんは、自分の精血がよくなるわけで、つまりは老化も遅くなって身体年齢も若返るわけですから、これからの健康を支えていくのにはとても有利なんです。西洋医学は、ホルモンの注射を打って、打ったらおしまい、という具合に、どちらかというとその場限りで

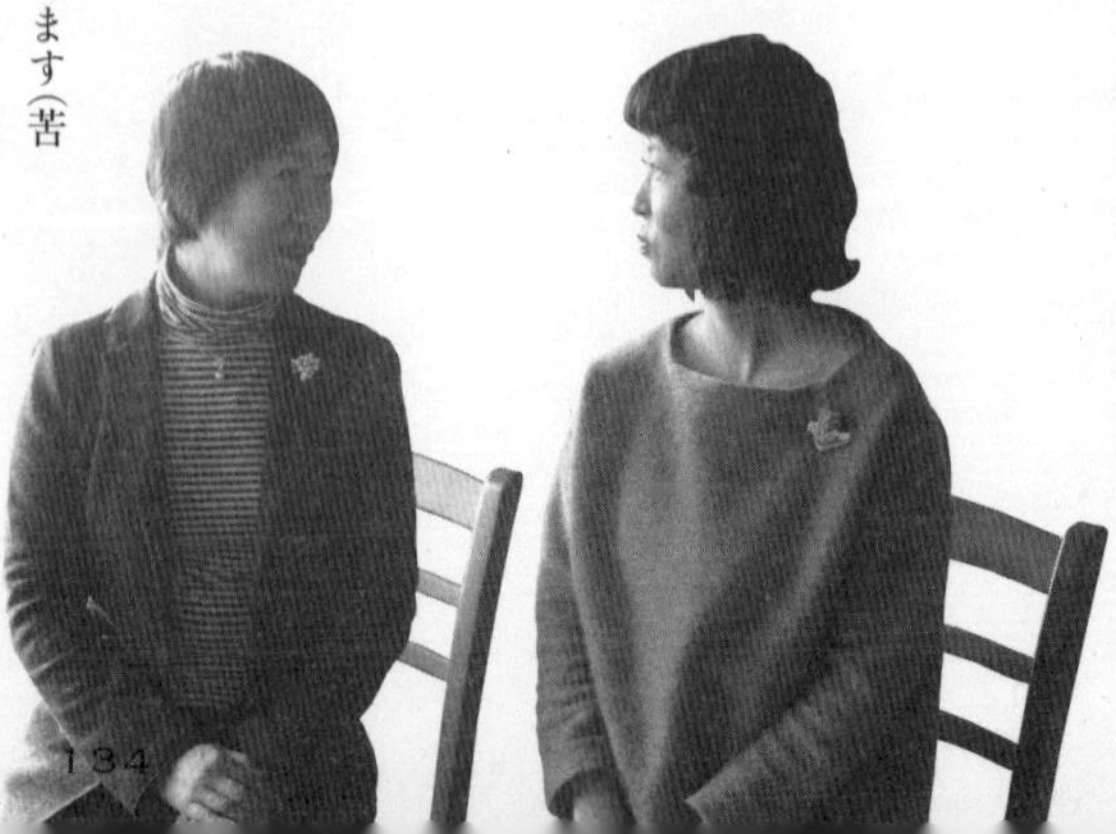

不妊治療も「頑張りすぎる」キャリア女性

すよね。ある意味では掛け捨ての保険みたいなもの。

鳥海　掛け捨て……。西洋医学をすべて否定するつもりはありませんが、確かにそういう面もありますね。

邱　反対に、漢方や中医学の食事や養生は、貯金型の保険という感じ。だから、私のところへ来て、結局産めなかったという方々にも、努力することで元気になるし、無駄にはならないといつもお伝えしているんです。

鳥海　先生のところに来られる方は、キャリアの方が多いとおっしゃっていましたね。そういう方は仕事で成功体験があるぶん、たとえば不妊治療でも、「頑張りすぎる」傾向はありませんか？

邱　ありますあります！　これもやはり善し悪しなのですが、生真面目に頑張って、キャリアを積んでこられたわけだから、みなさんとても頑張り屋さんなのです。でも、困ったことに自分にも厳しすぎる。完璧主義の方が多く、みなさん大なり小なり、ストレスや気うつがあるんです。

鳥海　頑張ってそれこそ男性と肩を並べて仕事をしてきた女性たちですものね。

邱　その荒波のなかで成功してきたからこそ、挫折経験があまりなくて、妊娠できないことで自分が負け犬みたいに思えてふさぎ込んでしまう傾向が強いです。

鳥海　それは、ものすごいストレスになりますよね。

邱　患者さんで、すごいエリートの方がいたんですが、彼女は「今まで頑張れば何だって手に入ってきたのに、私ほど優秀な人間がどうしてこのことはダメなの？」とおっしゃっていて。これはストレスだなと感じましたね。38歳なら老化はたいしてないので、むしろ滞った気を巡

「基礎体温は、つけなくていい！」

らせて、気持ちがほぐれたら妊娠しますよって言いました。

鳥海　メンタルな部分がとても大きいですね。

邱　キャリアの人は、治療も頑張るんですが、頑張っても得られない結果に、ストレスを感じやすい。イライラするのと同時に、「自分は本当はエリートじゃないのかも」という不安に直面して、自己否定の気持ちになり、それがストレス＝気滞になってしまうんですね。だから、実に妊娠っていうのは人間の心理に関わっているんですよね。

鳥海　人間は、機械じゃないっていうことですよね。

基礎体温＝日々の自己採点？

邱　また、基礎体温も、真面目に毎日つけるということは、もう並々ならぬプレッシャーになるんですよね。だから、ここに来た患者さんに私は、まず、つけるなって言うんです。

鳥海　ええ！　新しい！　基礎体温はすべての基本、みたいな考えが根本からひっくり返りますね。

邱　本当は、医師としては基礎体温は見られたら見たいですよ。でも、見なくても、お会いすれば、それ以外の情報からでも充分その方の状態はわかるんです。それよりも、1日も欠かさず計って、それが、だんだんと毎日の自分の成績表みたいになってくるのが問題なのです。今日はダメ、明日はどうだろう……みたいに。基礎体温を真面目に長く毎日つけていること自体が、ものすごいストレスになっているのです。実際、不妊外来に行っても、ほとんどのドクターは基礎体温表を見もしないですよね。ほとんど意味がないくらいになってる。生真面目につけていても、先生は何の説明もしてくれないので、自分が悶々とする材料になっちゃう。

鳥海　なるほど〜。それで気滞が強まるなんて、なんだか悲しいですよね。

邱　妊娠したい女性で、基礎体温をつける組と、つけない組とに分けて、いつまでに妊娠するか、を調査した研究がいくつかありますが、真面目につければつけるほど、時間がかかるという結果が出ています。別に不妊の方じゃないのに、です。

鳥海　本末転倒ですね。そういった心がぐったりしたときに、西洋医学では精神的なフォローがなかなか難しかったり。でも、中医学は、心の面を大事にしているところが大きな違いですよね。

邱　多分薬膳もそうですし、漢方もそう。東洋の医療は、ただ体を治すだけでなく、心の健康も含まれていますからね。それにはストレスは大敵。だから、私のところでは、「基礎体温は真面目につける必要はないよ」と言っていて。つけるなら生理開始から12日目くらいから一週間つけるくらいで、排卵しているかがわかれば充分。たまに患者さんでエクセルに基礎体温表を何年分もまとめてくるような人には、「やめてくれ〜！」って言ってるんです。

鳥海　これを聞いて、すごく気が楽になった女性、いっぱいいるんじゃないですかね（笑）。

邱　だといいです。それに本来、性生活ってストレス解消になるものなのに、タイミングとかを意識して、かえってストレスになっちゃうこともありますよね。

鳥海　そう思います。先生の考え方って、すごく女性の気持ちに寄りそってますよね。

邱　ホルモン量を計る場合も同じです。一度でも結果が悪かったら、もう心は緊張しっぱなしになってしまって、毎回計るたびに負け組って烙印を押されるようなもの。私自身は、それはすごく反対です。何でも計りたがる人であればあるほど、実に妊娠に時間がかかる。クソ真面目に基礎体温を計れば計るほど、病院にホルモン量を計りに行けば行くほど、うまくいかない。だからね、「ちょい悪」くらいでいいんです。

鳥海　ちょい悪ですか！（笑）「計り忘れちゃった。ま、いっか」くらいで？（笑）

邱　そう。普段の生活でも、遅刻してみちゃうとかね。生真面目よりそのくらいのほうがいいんです。

日本人女性はストレス発散が下手

男性をこき使ってますか？

鳥海　先生は中国の女性も、日本の女性も両方多く診られてますが、改めて日本人女性はどんな印象ですか？

邱　日本人女性の最大の特徴は、まず気のパワーが足りないことですね。病気ほどじゃないけど、元気モリモリの人が総じて少ないなと。それが低体温症とか、高温期が低いとか、疲れやすいとか、いろいろなところにあらわれてますよね。

鳥海　確かに、中国人女性は本当にパワフルですものね。あと、自分も含め日本人女性はストレスを発散するのが少し下手ではないかと。

邱　とても下手ですね。長い歴史のなかで、おとなしいことが要求されてきたこともあるでしょうから仕方ないとは思うのですが。あとは環境ですね。なんとなく男性優先の社会で、女性と男性が同じようになるためには、女性の努力のほうが大きいんですよね。

鳥海　そもそも女性と男性は役割も特徴も違うはずなのに。同じ土俵で男性となんでも同じようにやらねばと思うとどうしても女性に無理がかかってしまう。

邱　頑張りすぎるとストレスが増えます。あとは、女性自身も、上手に「女性ということ」を利用できてない気がします。私たち中国人女性にとっては、男性を使うっていうのはもう当然なんです。

鳥海　男性をこき使うということですか？（笑）

邱　たとえば大学時代、掃除をするときなどは男性を集めて、「こっち終わったら、向こうを拭いて！」と指示して、「そうじゃないわよ！」と文句を言ったりして、とにかく女性陣がガーガー言うんです（笑）。私たちは悪気はないし、男性も「仕方ないなあ」という感じ。学校帰りも、荷物が多

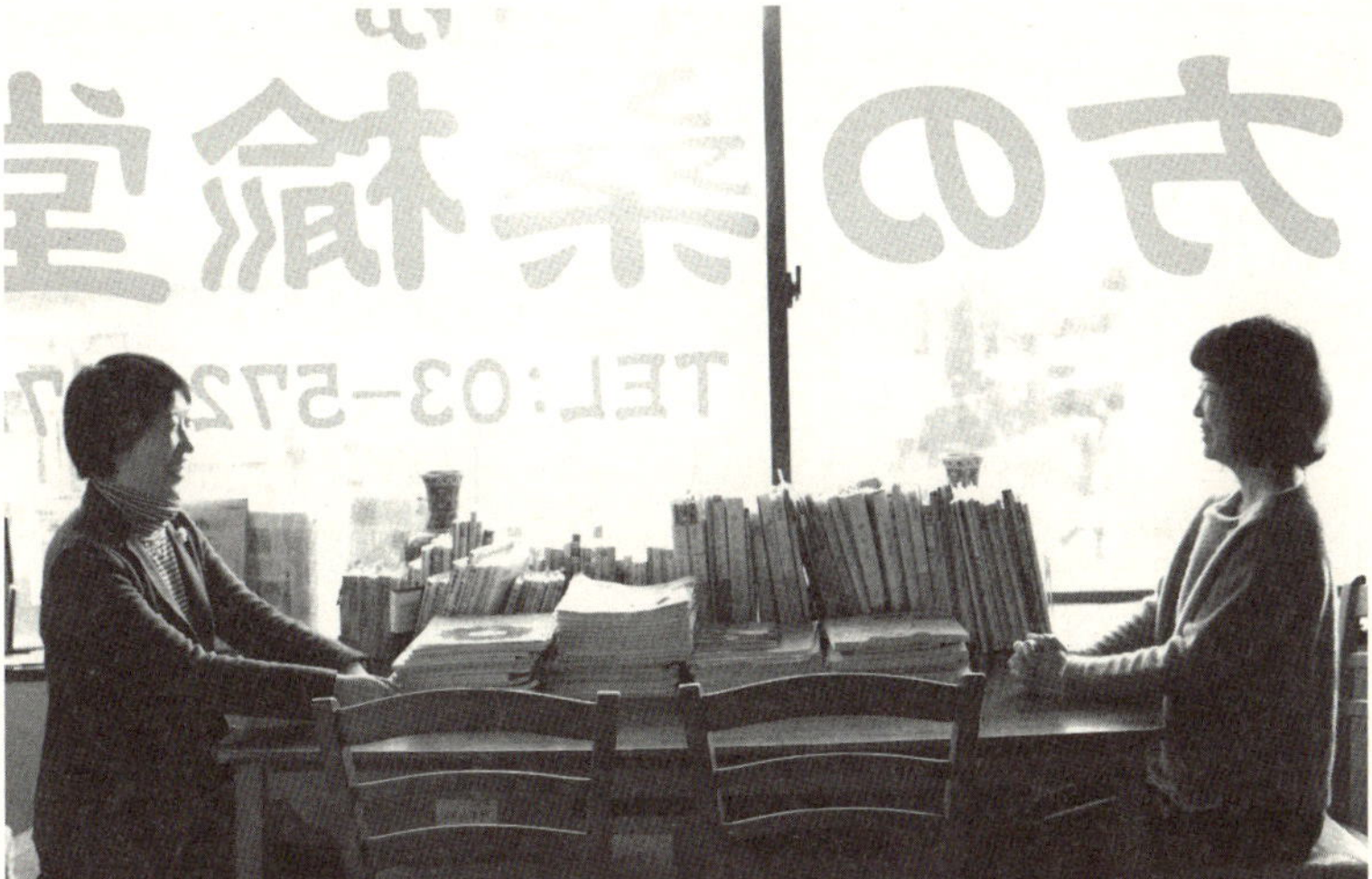

日本人は、顔はきれいでも体が老けてる

いと男性が「送るよ」と言ってくれて頼まなくても家まで送ってくれる。別に恋人じゃなくても、重かったら手伝ってもらうのが当然って感じなんです。

鳥海　「お願いベタ」は日本人女性にありがちなところですね。忍耐力がありすぎるんでしょうね。

邱　忍耐力がありすぎて、言わないで頑張っちゃいますよね。その我慢のストレスが強いかなって思います。私なんて、義理のお母さんにも平気でポンポン言いますよ。お義母さんは日本人ですけれど、すごく料理が下手なんです（笑）。だから「お義母さん！今日の味噌汁まずいね～！」とか、すぐ言っちゃう。それでもお義母さんは、私といると気が楽、ってよく言いますよ。

鳥海　そういう、どちらも我慢しないコミュニケーションが、一番理想的ですよね。日本人女性はその点、ストレス過多で、それをため込みがち。

邱　あと、流行ばかり追いかけて、自分が何が好きなのかわからないような人が多いかもしれません。たとえばヨガを趣味にしていても、ヨガに行ったらぐったり疲れて帰ってくる。「ヨガ、好きじゃないんじゃない？」って私が聞いても、「いや、でも休む理由もないし」って。

鳥海　ああ～。わかる気がします（苦笑）。

お母さんが教えてくれた「女は、冷やすな！」

邱　日本人は、アンチエイジングに関していえば、人によって落差がすごくありますね。見た目はみんなそこそこキレイにしてるんですが、体

の中もちゃんとケアしている人と、そうでない人の差が激しい。中国は社会的地位や貧富に差はあっても、身体年齢はわりにみんな近いものがあって。養生の習慣のある国なので、超セレブな人でも、お化粧もせずに見た目がすごく老けている人でも、体は案外若くて、どちらも身体年齢の差がない。養生の習慣がない日本人は顔はみんなキレイでも、体が蝕まれて、老けている人が多いです。

鳥海　先生は、以前、日本のレストランでは氷水が当たり前に出てくるのがおかしいっておっしゃってましたが、そういう、お母さんの言う「お腹冷やしちゃダメよ」みたいな当たり前にあった教育が、だんだん日本ではなくなってきている気がします。

邱　核家族化したのも大きいですし、日本人という民族は控えめなので、自分がしてることをあちこち言いふらすのをあまりしないせいかもしれませんね。お母さんは勉強していろいろと家族の体を気遣っているのに、子供たちには言わないことが多い。私が小さいときは、母は毎日のように、「今日はお姉ちゃんがお腹痛いからこれ作ったんだよ」、と「作ってやったぞ」みたいに恩着せがましい。こっちは、うるさいな～と思うんですよ。

鳥海　でも耳には残るから、後になってなんとなく、ああこういうときはこれが効くんだって自然と身に付きますよね。

邱　私は三姉妹なのですが、「おまえたちは冷たいものを食べてたら、嫁にもいけない、もらってくれる人もいないぞ」、と言われ続けました。それと結婚と何の関係があるんだ、と思っていましたが、母の小言を繰り返し聞いていたので、せめて生理中くらいは冷たいものをやめようと思うんです。そういうのが日本人にはないなって思いますね。

鳥海　自分の体も自分だけのものではないということですよね。私も、これから「おじさん化」しないように、しっかり女性力を引き出したいと思います（笑）。

おわりに

この本の制作作業が大詰めにとりかかっている、2012年の年末、私は40歳の誕生日を迎えました。

薬膳のベースとなる中医学(中国伝統医学)では、女性は7の倍数で体が変化すると考えられていて、28歳で体の機能はピークを迎え、35歳からは少しずつ老化が始まるといわれています。

そう考えると、40という年齢はこれから若さも美しさ(?)も失うばかり。それどころか更年期もやってくるかもしれないし、なんだかこの先いいことなしか?とドンヨリした気持ちにもなりますが、実際自分がこの年齢になってみて感じるのは「あれ? 意外とそう悪いことばかりでもないぞ」ということです。

ちまたでは、40というと「大人女子」なんて言葉でくくられがちですが、女子度を上げるメイクやファッションで得られる幸せ感は、そう長続きしないこともわかってきたし、誰かに見られることを必要以上に意識したり、誰かに羨ましがられる自分でいることよりも、自分が素直に気持ちいいと思えて、楽しいと思える生き方をしたい。

これまでなにかと力みすぎていた自分に、もうちょっと肩の力を抜いてもいいかもよ、と声もかけたくなる。
そう。体は老化していくけれど、気持ちの面では少し自由になっていく。
年をとることにはそういう側面もあるのかもしれません。

キラキラ輝く美しさも確かに素敵だけれど、誰かと競争したり、
ただがむしゃらに頑張るステージからは少し降りて、
日々の暮らしを見直しながら季節の変化に気づけるようになったり、
じっくり人と向き合う時間を大切にしながら生きていくのも悪くない。
そのためにも、まずは心と体が元気でなくっちゃ！

お金や宝石はどろぼうが入れば盗まれるけど、一度身に付けた養生の知恵は
盗まれることもなく荷物にもなりません。

女子力よりも、女性力！

そんな言葉が浸透するようになれば、世の中けっこう面白くなるんじゃないかな？
最後にこの本の出版にあたり、お世話になったたくさんの方に深い感謝を。
そして、本書を最後まで読んでくださった、あなたに心から御礼を申し上げます。

鳥海明子

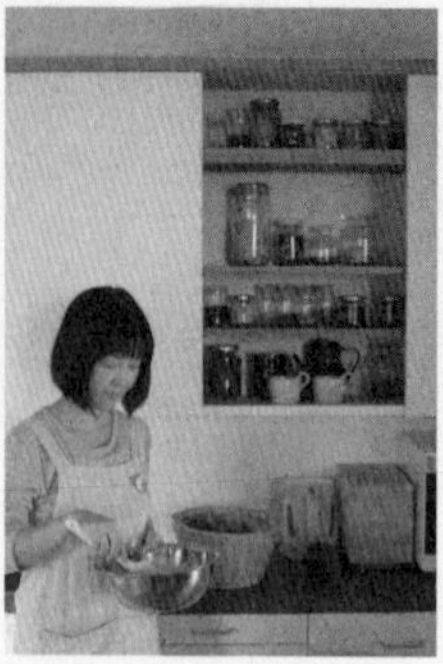

著者
鳥海明子（とりのうみ・あきこ）
国際薬膳師・調理師・フードコーディネーター

1972年鳥取県生まれ。漢方相談薬局や助産院での勤務経験を活かし、2009年から「鳥の巣」を主宰。薬膳ごはんの会、手仕事の会などを通して、日々の暮らしの中で実践できるさまざまな養生法を伝える。身近な食材を使ったカジュアルな薬膳をテーマに雑誌やウェブ等でも活動。著書に『ひとりごはんの薬膳レシピ』（誠文堂新光社）がある。
http://torino-su.com/

中医学監修
邱紅梅（きゅう・こうばい）
中医師

北京中医薬大学医学部中医学科卒業。東京学芸大学大学院生理・心理学修士号取得。中国で漢方の婦人科専門医師として活躍し、現在は桑楡堂薬局（東京都目黒区☎03-5725-7512）にておもに妊娠を望む女性に向けて食事や生活、漢方薬のアドバイスを行なう。著書に『自分で不調を治す漢方的183のアイディア』、『わかる中医学入門』などがある。

【参考文献】

『今日から自分でできる！　漢方養生法（保存版）』　株式会社オレンジページ
『春・夏・秋・冬 自分で不調を治す漢方的183のアイディア』　邱紅梅著　株式会社オレンジページ
『薬膳　素材辞典』　主編　辰巳洋　源草社
『実用　中医薬膳学』　辰巳洋　東洋学術出版社
『東洋医学で食養生』　高橋楊子著　上馬場和夫著　世界文化社
『中医食療法』瀬尾港二　宗形明子　稲田恵子　著　東洋学術出版社
『いつもの食材　効能＆レシピ帖』　早乙女孝子著　土屋書店
『薬膳　漢方の食材帳』　薬日本堂　監修　実業之日本社

カバー＆本文デザイン　汐月陽一郎、鳥住美和子、伊藤ありさ、保高千晶（choccolate.）
写真　宮濱祐美子
イラストレーション　石坂しづか
器提供　北川チカ、桑原典子、志村和晃、古谷宣幸、古谷朱里（五十音順）
調理アシスタント　鳥居綾
編集　雨宮由佳（雨プロ）
校正　西進社

女性力を高める薬膳ごはん
2013年3月30日　初版第1刷発行

著者　鳥海明子

発行者　中川信行
発行所　株式会社 マイナビ
〒100-0003 東京都千代田区一ツ橋1-1-1 パレスサイドビル
TEL　048-485-2383［注文専用ダイヤル］
03-6267-4477［販売］
03-6267-4403［編集］
URL　http://book.mynavi.jp

印刷・製本　大日本印刷株式会社

○定価はカバーに記載してあります。
○乱丁・落丁本はお取替えいたします。
乱丁・落丁本についてのお問い合わせは、TEL:048-485-2383［注文専用ダイヤル］または、電子メール：sas@mynavi.jpまでお願いします。
○内容に関するご質問は、出版事業本部編集2部まで葉書、封書にてお問い合わせください。

ISBN978-4-8399-4526-8
C5077